ÉTUDE

SUR L'ARSENIC

ET

EN PARTICULIER SUR LA VALEUR DE SES PRÉPARATIONS

FACILEMENT SOLUBLES

DANS LE TRAITEMENT PRÉSERVATIF ET CURATIF

DES

MALADES TUBERCULEUX

PAR

LE D^R DE LADA NOSKOWSKI

ANCIEN PRÉPARATEUR DE CHIMIE A LA FACULTÉ DES SCIENCES DE DIJON
ANCIEN INTERNE DES HOPITAUX DE DIJON
LAURÉAT DE L'ÉCOLE DE MÉDECINE DE DIJON (1868-69-70)
LAURÉAT DE LA SOCIÉTÉ NATIONALE D'ENCOURAGEMENT AU BIEN, ETC.

LYON

IMPRIMERIE PITRAT AINÉ

4, RUE GENTIL, 4

1883

ÉTUDE
SUR L'ARSENIC

ÉTUDE
SUR L'ARSENIC

ET

EN PARTICULIER SUR LA VALEUR DE SES PRÉPARATIONS

FACILEMENT SOLUBLES

DANS LE TRAITEMENT PRÉSERVATIF ET CURATIF

DES

MALADES TUBERCULEUX

PAR

LE D DE LADA NOSKOWSKI

ANCIEN PRÉPARATEUR DE CHIMIE A LA FACULTÉ DES SCIENCES DE DIJON
ANCIEN INTERNE DES HOPITAUX DE DIJON
LAURÉAT DE L'ÉCOLE DE MÉDECINE DE DIJON (1868-69-70)
LAURÉAT DE LA SOCIÉTÉ NATIONALE D'ENCOURAGEMENT AU BIEN, ETC.

LYON

IMPRIMERIE PITRAT AINE

4, RUE GENTIL, 4

—

1883

AVANT-PROPOS

Le traitement arsenical est un de ceux qui conviennent le mieux aux malades atteints de la tuberculose. Si l'on consulte les auteurs qui se sont occupés de cette question, leurs opinions sont tellement divergentes qu'il a été impossible jusqu'à présent de fixer les bases de ce traitement que l'on a suivi plutôt par routine ou par hasard que d'après des indications nettes et précises.

Différentes positions que j'ai occupées m'ont permis d'étudier l'arsenic et ses propriétés à plusieurs points de vue : D'abord, comme chimiste industriel et métallurgiste, j'ai pu entrevoir que la rareté de la phtisie, dans certaines professions, coïncidait avec la présence d'émanations arsenicales ; ensuite, comme préparateur de chimie à la Faculté des Sciences de Dijon, j'ai étudié à fond certaines propriétés de l'arsenic; puis, comme malade, un traitement arsenical, suivi pendant plusieurs années, m'a permis d'apprécier les effets de ses différentes préparations; enfin, comme médecin, depuis douze ans, j'ai pu, dans maintes occasions, mettre à profit des connaissances acquises et arriver à des résultats très encourageants.

Fort de mes connaissances et de mon expérience, j'espère pouvoir démontrer d'une manière péremptoire:

1° Que les tuberculeux ont à attendre du traitement arsènical les meilleurs effets curatifs;

2° Que la divergence des opinions et les desiderata du traitement arsenical sont dus à l'effet pernicieux, sur les voies digestives, de ses préparations solides; ce dont on ne tient, en général, aucun compte;

3° Qu'employant les préparations liquides ou facilement solubles, et surtout en associant à l'arsenic un correctif, que j'ai trouvé dans la *feuille de noyer*, on peut soumettre les malades, pendant un temps fort long, aux doses élevées de l'arsenic, sans nuire à l'intégrité de leurs organes et de leurs facultés digestives.

A ce traitement, j'ai cru devoir associer l'iodoforme, substance qui trouve son emploi dans certaines indications de la maladie.

Je ne me dissimule pas les difficultés et le danger du travail que j'entreprends. Sans parler des difficultés littéraires d'une langue qui m'est peu familière et de la gêne qu'un praticien, absorbé par son pénible exercice, éprouve, au point de vue scientifique, lorsqu'il aborde le domaine de la théorie, il n'est pas facile de glaner après des auteurs émérites et des observateurs distingués; leurs travaux, cependant, me serviront de jalons. Mais combien faut-il être hardi et pénétré de son sujet pour oser infirmer leur jugement; je manquerais à mon devoir, si je me décourageais par ces considérations. Depuis quinze ans, je n'ai pu qu'ébaucher ce vaste sujet, mon travail sera le premier pas fait à son achèvement, et j'espère bien le mener à bonne fin, si les circonstances me favorisent.

Je donne dans ce travail une place considérable à l'étude et à la préparation d'un médicament composé, qui se prêterait à la spécialisation, et je pourrais encourrir le reproche de faire de ma thèse un instrument de réclame. Les différents modes de préparation du médicament que j'indique prouvent mon désir de le mettre à la portée de tout le monde.

Quoique peu connu, je me flatte de l'être assez pour éviter un pareil reproche. Mon grand désir de populariser le traitement qui, entre mes mains, a donné de bons résultats ne peut pas être considéré comme dérogeant à la dignité de la profession médicale.

HISTORIQUE ET MOTIFS

DE CE TRAVAIL

Je ne tracerai pas l'historique de l'arsenic ; quant à son application dans la tuberculose, elle trouvera sa place dans les études qui vont suivre. Je dirai seulement quelques mots des motifs qui m'ont entraîné à étudier l'arsenic dans le traitement de la tuberculose. La perte douloureuse de mon père et d'une sœur morts tous deux phtisiques et un vague pressentiment m'ont amené à faire de la tuberculose le sujet favori de mes études et même à fixer mon choix pour la carrière médicale.

Mes pressentiments ne me trompèrent pas ; et, en 1866, j'ai vu la terrible affection s'emparer de moi. Le traitement auquel je fus soumis consistait à prendre, entre autres médicaments, 2 pilules asiatiques par jour ; ces pilules, on le sait, contiennent chacune 5 milligrammes

d'acide arsénieux en poudre. Les conséquences en furent
une augmentation d'appétit immédiate ; mais huit jours
après, la digestion devint laborieuse et l'épigastre sensible. Je pris en place 8 granules de Dioscoride, puis 6,
puis 4 par jour, en éprouvant toujours le même inconvénient. C'est alors que le souvenir d'une expérience
faite jadis à la Faculté des Sciences de Dijon me revint à
l'esprit ; elle devait me donner l'explication de ces accidents gastriques. Dans un cours de chimie, ayant oublié
de préparer à l'avance une solution arsenicale pour la
démonstration de l'appareil de Marsch, je la fis, séance
tenante, par le simple mélange d'acide arsénieux avec
de l'eau froide ; l'arsenic très lourd tomba au fond du
vase, tandis que l'eau surnageant en révélait à peine
quelques traces ; je dus y ajouter un peu d'arséniate de
soude pour avoir une réaction bien nette. J'en conclus
que l'arsenic était bien lentement soluble, et qu'ingéré à
l'état solide, il devait forcément rester très longtemps
dans l'estomac avant de se dissoudre. A quelque temps
de là, ayant vu cautériser une tumeur avec la poudre du
frère Côme, ainsi qu'une application maladroite de caustique arsenical dentaire produire une escarre de la bouche, l'idée me vint que mes douleurs gastriques pourraient
bien n'avoir pas d'autre cause que le contact trop prolongé de l'arsenic sur la muqueuse de mon estomac, où il
agissait comme escarrotique.

C'est alors que je remplaçai les granules par une solution au 1 centième. N'ayant pu dans une première préparation (eau et arsenic) obtenir, par l'ébullition prolongée

une dissolution complète, je le fis dissoudre dans un peu d'acide chlorhydrique auquel j'ajoutai ensuite la quantité d'eau nécessaire. Immédiatement je commençai à prendre ma solution à la dose de 10 gouttes par jour, soit 5 milligrammes. Dix jours après, mes digestions étaient devenues régulières ; je n'avais plus ni gastralgie ni sensibilité épigastrique ; je portai graduellement la dose à 20 gouttes, soit 1 centigramme, et la continuai ainsi pendant un an et plus, sans ressentir aucun symptôme gastrique. Ma conviction était faite ; pour l'appuyer sur des preuves, j'entrepris sur la solubilité de l'acide arsénieux une série d'expériences, qui trouveront leur place dans une étude spéciale, et je suis arrivé à la certitude que l'arsenic en poudre, très peu soluble, est surtout très lentement et difficilement soluble, et qu'il doit séjourner dans l'estomac un temps très long, en y exerçant son action escarrotique.

Quinze années me séparent de cette époque ; pendant ce laps de temps, j'ai ordonné l'arsenic à plusieurs centaines de malades, toujours soit en solution, soit sous une forme facilement soluble ; jamais je n'ai observé d'intolérance de nature gastralgique et dyspeptique, et mon traitement m'a donné les résultats les plus encourageants.

Qu'il me soit permis d'expliquer ici ce que j'attends de l'arsenic dans le traitement des tuberculeux. Je considère comme une utopie toutes recherches de spécifiques, et particulièrement de spécifiques contre le tubercule, qui est un produit mort-né, destiné à se détruire et incapable

de retrocéder. En effet toute partie d'un tissu qui en est
le siège est irrévocablement perdue. Les efforts curatifs
doivent donc tendre seulement à procurer à l'organisme
les forces indispensables pour lutter contre l'envahissement de ce produit morbide.

Le médicament, quel qu'il soit, est incapable d'amener
seul ce résultat ; mais, s'il est bien choisi, il aidera puis-
samment les moyens hygiéniques qui doivent faire —
il ne faut pas l'oublier — la base du traitement.

Le tubercule est le résultat des infractions aux lois
de la nature : les animaux sauvages ne se tuberculisent
jamais. Le rétablissement des conditions naturelles de la
vie, voilà le vrai traitement : l'air pur, beaucoup de
lumière, beaucoup de soleil, les températures sans
changements brusques, la nourriture la plus simple, le
repos de la nuit, l'existence paisible sans passions et sans
excès sont déjà capables de procurer la guérison.

L'arsenic s'impose comme un des plus puissants recons-
tituants, comme modérateur de la dépense organique, et,
par conséquent, comme un médicament d'épargne. L'arsenic ne s'adresse pas à la maladie, mais au malade ; ce
n'est pas un médicament contre la tuberculose, mais c'est
un médicament pour le tuberculeux. Il met l'organisme
dans des conditions favorables à résister à la décadence,
à se défendre continuellement, réparer les pertes et em-
pêcher, le plus longtemps possible, le tuberculeux de
devenir phtisique.

Je me garderai bien d'aborder les questions doctrinales
qui sont à l'étude. Ma façon d'envisager le traitement des

tuberculeux, en parfait accord avec les idées anciennes, n'a rien à craindre des idées nouvelles. Au lieu d'une lutte d'un organisme avec les éléments, c'est une lutte pour la vie entre deux organismes, une lutte avec l'espoir consolant du succès, car l'ennemi connu n'est plus un ennemi à redouter.

DIVISION DU SUJET

Je diviserai mon travail en cinq parties :

La première partie, la plus importante de toutes, sera divisée en quatre chapitres comprenant l'étude de :

1° L'action physiologique de l'arsenic ;
2° Son action thérapeutique ;
3° Son action toxique ;
4° Sa solubilité.

La deuxième partie sera consacrée à l'étude des substances que nous considérons comme les adjuvants les plus utiles du traitement arsenical, savoir :

1° La feuille de noyer et son extrait ;
2° L'iodoforme.

La troisième partie comprendra :

1° Étude sur les préparations pharmaceutiques arsenicales;

2° L'exposé des principales données relatives à l'application du traitement, ses indications et ses contre-indications.

La quatrième partie, exclusivement clinique, est réservée à nos observations. Celles ci seront divisées en plusieurs groupes suivant le résultat obtenu et la gravité de la maladie.

Une cinquième partie comprendra, comme corollaire, une étude sur les propriétés prophylactiques des émanations arsenicales contre la tuberculose.

ÉTUDE
SUR L'ARSENIC

ET

EN PARTICULIER SUR LA VALEUR DE SES PRÉPARATIONS

FACILEMENT SOLUBLES

DANS LE TRAITEMENT PRÉSERVATIF ET CURATIF

DES

MALADES TUBERCULEUX

PREMIÈRE PARTIE

I

PRINCIPALES PROPRIÉTÉS PHYSIOLOGIQUES DE L'ARSENIC

L'acide arsénieux, que je continuerai d'appeler Arsenic, en suivant en cela l'usage de tous les auteurs, possède une réputation équivoque que la toxicologie lui a faite; chose remarquable, le public le craint moins que certains médecins timorés qui n'osent pas l'ordonner, ou l'ordonnent à des doses ridiculement petites. De nos jours, courent encore sur le compte de l'arsenic, des bruits plus insensés que la fable de l'*aqua tophana ;* les journaux de médecine s'en font même quelquefois l'écho, et il n'est pas rare d'y rencontrer la relation de certains cas d'empoisonnement par le papier, les tentures et même par les émanations d'un rideau vert dont la doublure ne contient cependant pas de trace d'arsenic.

Les expériences de Boudin font justice de ces contes, et prouvent que l'arsenic est parfaitement toléré par l'organisme à la dose de 5 centigrammes par jour. M. Teissier père, de Lyon, un des premiers imitateurs de Boudin, n'a jamais vu survenir le moindre accident avec cette dose ; moi-même, j'ai eu l'occasion assez souvent de faire prendre, dans les fièvres intermittentes, 5 et jusqu'à 10 centigrammes d'arsenic par jour sans avoir à m'en plaindre.

L'arsenic peut-il s'accumuler dans le foie et, à un moment donné, produire des accidents toxiques ? Cette accumulation est généralement admise, car on a observé quelquefois des accidents avec une dose qui, les jours précédents, ne produisait rien. Il résulte aussi des expériences de Flandrin et Danger qu'un mouton qui avait résisté à la dose de 16 grammes d'arsenic, présentait ses traces dans les urines pendant trente-cinq jours. Ces preuves me paraissent insuffisantes. Chez les animaux soumis à l'usage de l'arsenic, on n'observe pas cette accumulation qui devrait se produire d'une façon constante ; j'admets plutôt que l'arsenic en temps ordinaire est éliminé par les urines, et que le jour où les reins cessent de bien fonctionner, il y a accumulation dans tout l'organisme, et des accidents. Orfila a dit que l'arsenic ne serait pas poison si les reins fonctionnaient bien. Le foie qui est très vasculaire contient une plus grande quantité d'arsenic que le cerveau qui l'est bien moins. Sans nier la possibilité de l'accumulation dans le foie, je pense qu'il serait plus rationnel de surveiller le fonctionnement des reins quand on a à faire intervenir un traitement arsenical à haute dose ; de même, dans les empoisonnements par l'arsenic, il est indiqué de stimuler la diurèse pour éliminer au plus vite le poison.

C'est un fait généralement admis que l'arsenic produit des effets beaucoup plus prononcés quand il est administré à l'état de solutions, que quand il l'est à l'état solide. A cause de son peu de solubilité, son absorption se fait lentement et l'effet dure plus longtemps, c'est pour cela qu'on se sert habituellement de granules ou pilules pour les malades, et c'est à l'état solide qu'on administrait l'arsenic en vue d'expérimentation sur les animaux.

Voici quelques-uns des phénomènes physiologiques observés par M. Cahen en 1858. A un cheval vieux et poussif, il administra 1, 2, 3 grammes d'arsenic par jour. Le premier effet fut que le cheval recouvra l'appétit, digéra bien et engraissa rapidement; son poil prit un brillant des plus manifestes, au bout de quelques semaines, il put être attelé et fournir une longue course.

Un chien de taille moyenne prenait de 10 à 30 centigrammes d'arsenic par jour sans présenter d'autres manifestations qu'une salivation très abondante. Ce chien qui était au début dans un triste état, au bout de deux mois, devint un fort bel animal, si bien qu'il fut volé.

A des lapins, tant que la dose ne dépassait pas 1 centigramme par jour, l'arsenic ne paraissait produire aucun effet; la dose a pu être élevée à 12 centigrammes sans déterminer d'accidents. Au delà de cette dose, l'animal était pris d'horripilations, se pelotonnait, restait immobile avait des déjections abondantes, l'inappétence absolue, maigrissait rapidement et mourait.

M. Cahen a fait des expériences sur lui-même; toutes les fois qu'il prenait 1 milligramme d'arsenic, il éprouvait une sensation d'appétit augmenté; s'il laissait fondre la pilule dans sa bouche, il éprouvait une salivation abondante qui durait d'une à trois heures.

Une seule fois après avoir pris 10 milligrammes, il ressentit immédiatement une douleur gastralgique violente, des nausées accompagnées d'une faiblesse croissante, à tel point qu'il fut obligé de se jeter sur son lit et se trouvant dans un état voisin de la lypothymie, il eut la sueur au front, le pouls extrêmement petit, et éprouva un fréquent besoin d'uriner; trente gouttes de laudanum mirent fin à cet état.

A dose thérapeutique, c'est-à-dire de 4 à 20 milligrammes par jour, on n'observe aucun autre effet immédiat que l'augmentation de l'appétit. Si on en prolonge l'emploi chez l'homme en bonne santé, la température ne baisse que d'une fraction de degré pour se relever aussitôt. L'organisme à l'état de santé se défend contre les agents extérieurs et contrebalance leurs actions. C'est, quand l'ordre a été rompu, c'est-à-dire à l'état de maladie, que l'effet se fait sentir; si l'agent employé tend à imprimer une modification qui ramène l'organisme à l'état normal. Aussi à l'état de fièvre, l'arsenic abaisse la température d'un degré et même plus, l'abaissement met un certain temps à se manifester, mais persiste plus longtemps que la diminution plus marquée produite par les alcaloïdes. En même temps et proportionnellement le nombre des pulsations diminue et la force d'impulsion du cœur est modérée.

Comment agit l'arsenic? Quand on considère quelle influence il exerce sur la circulation capillaire et la nutrition, qu'il augmente le lustre du poil des animaux et l'éclat du teint, on est frappé de la contradiction ; évidemment il n'a pas la même action que les alcaloïdes ; il diminue la fièvre, mais il ne déprime pas l'organisme. L'action que l'arsenic exerce sur la circulation, pourrait être comparée aux phénomènes observés par Cl. Bernard, après la section du grand sympathique, et j'usquà preuve du contraire, on peut supposer que l'arsenic diminue ou suspend l'influence du système nerveux sympathique sur la circulation ; c'est-à-dire qu'il paralyse les vaso-constricteurs, ou stimule les vaso-dilatateurs.

En augmentant la circulation capillaire générale ou en produisant une congestion générale, il diminue la congestion locale comme les révulsifs cutanés et intestinaux, avec cette différence que la surface révulsée est ici l'organisme tout entier. Puis, par suite de cette suractivité des vaisseaux capillaires, les fonctions d'assimilation et de désassimilation se font mieux : le poumon est moins congestionné, là peau fonctionnant mieux, établit une respiration supplémentaire qui met le poumon dans un repos relatif.

On voit aussi sous l'influence de l'arsenic la diminution de la quantité d'urée coïncider avec l'abaissement de la température.

On a vu quelquefois des quantités même faibles d'arsenic produire la diminution de la quantité d'urine, une véritable oligurie ; M. Gübler, qui insiste sur ce fait exceptionnel, ne l'explique pas ; il est probable qu'il est dû au mauvais état du rein préexistant; car en temps ordinaire la dose journalière d'un centigramme d'arsenic produit l'hydro-urèse.

L'augmentation de la quantité des urines est liée à la diminution de la quantité d'urée qui abaisse la densité des liquides devant former l'urine et fait qu'ils traversent plus facilement le filtre organique du glomérule.

La diminution de l'urée a été constamment trouvée chez les malades et les animaux soumis à l'usage de l'arsenic par MM. Brettschneider, Schmith et Sturtzwage. Les recherches de M. Loliot l'ont démontré aussi. Cela prouve que les combustions organiques ont subi sous l'influence de l'arsenic une diminution d'activité. Cette assertion n'est pas exempte de critique; il est hors de doute que la combustion de substances quaternaires, qui ont l'urée pour le résultat final, est diminuée, mais il se pourrait que la combustion de substances ternaires augmente en proportion.

Les expériences de MM. Brettschneider, Schmith et Sturtzwage déjà mentionnés tendent à démontrer que, en même temps que l'urée diminue dans les urines, l'acide carbonique diminue dans l'air expiré. Quoique les chiffres manquent à l'appui, nous sommes autorisés à considérer l'arsenic comme un agent d'épargne et de diminution des combustions organiques, surtout si nous considérons que son administration est toujours suivie de l'abaissement de la température.

II

ACTION THÉRAPEUTIQUE DE L'ARSENIC

On peut déduire de l'action physiologique de l'arsenic
ce qui doit se passer chez les malades tuberculeux aux-
quels on l'administre ; et en effet l'expérience justifie
point par point ces prévisions et par cette simple raison
que l'action physiologique a été observée sur l'homme
malade. Dès les premiers jours le malade éprouve un
sentiment de bien-être réel, une facilité de la respiration,
une régularité du pouls et l'augmentation de la circulation caplaire qui se manifeste par la coloration du teint,
chez les malades anémiés. L'appétit est augmenté et les
digestions plus faciles Sur les lésions tuberculeuses, l'arsenic ne paraît avoir aucune action directe ; ce n'est que
par suite de l'augmentation de la circulation capillaire,
l'hématose se faisant mieux et les fonctions d'assimilation
et de désassimilation étant déjà régularisées, qu'il influe
favorablement sur la fluxion périphymique, arrête ou
atténue les poussées successives et peut aller jusqu'à favoriser l'élimination du tissu atteint et la cicatrisation de la
la perte de substance. — Dans ce cas idéal, la guérison
est la règle ; malheureusement il existe une multitude de
causes qui entravent et réduisent à néant cette bonne
action, comme les affections organiques et fonctionnelles
de l'estomac, les affections des organes de la circulation
qui entravent l'hématose, les diathèses débilitantes et

bien d'autres maladies. Nous n'avons ici qu'à nous occuper de cas simples.

Sans faire de la compilation, cherchons l'opinion des auteurs les plus autorisés, pour avoir ensuite l'occasion d'examiner les désirata que le traitement arsenical des maladies tuberculeuses leur a présentés.

D'après les études de Lebert, l'arsenic est doué de peu de propriétés utiles contre les maladies tuberculeuses ; cependant, dans quelques cas, il lui a paru agir favorablement sur la nutrition et l'état général. L'arsenicophobie se voit clairement quand il dit que c'est un médicament trop actif. Ses études sur l'arsenic ont dû être très incomplètes, puisqu'il présente la liqueur de Fowler comme arséniate de soude. D'ailleurs ses idées doctrinales l'éloignent de la thérapeutique arsenicale. En considérant le tubercule comme une masse de cellules hyperplastiques inflammatoires pouvant être résorbées comme les produits analogues de gommes syphilitiques, du goître, etc., il cherche dans l'iodure de potassium le moyen d'obtenir leur résorption.

M. Guenot de Mussy n'est pas davantage un grand partisan de l'arsenic ; dans ses leçons sur les causes et sur le traitement de la tuberculisation pulmonaire, il ne parle pas d'avoir essayé ce médicament ; il cite historiquement les vaporisations de Dioscoride et les cigarettes de Trousseaux utiles dans les différentes formes de laryngite, de bronchite chronique et d'asthme. Dans sa « Clinique médicale », il se vante pourtant de l'emploi de l'eau de la Bourboule comme traitement arsenical.

M. Peter ne professe pas d'enthousiasme pour l'arsenic,

il nie formellement qu'il puisse améliorer l'état local.
Cette négation est un peu absolue, car M. Peter reconnaît
à l'arsenic une bonne activité sur l'assimilation et la
désassimilation, ainsi que sur l'augmentation de l'appétit.
Puisque l'arsenic ralentit l'usure, diminue la fluxion périphymique, pourquoi ne pourrait-il pas favoriser la répa-
ration d'une lésion qui ne serait pas trop avancée? Personne cependant n'est plus affirmatif que le professeur
Peter, sur la possibilité, la facilité même, de cette répara-
tion dans un organisme mis dans des conditions favorables.
Pourtant M. Peter donne de l'arsenic et s'en trouve bien;
mais le principal reproche qu'il lui adresse est son insta-
bilité d'action sur l'appétit et la digestion ; il l'administre
en granules, et par intervalle, sans cela l'intolérance
viendrait détruire le bon effet obtenu : M. Peter attribue
cette intolérance à l'accumulation.

M. Moutard-Martin a présenté à l'Académie un mémoire sur la *Valeur de l'arsenic dans le traitement de la
phtisie pulmonaire.* Ce mémoire a donné lieu à un rapport magistral de M. Hérard, qui sera utilement consulté
par qui désire se faire de l'arsenic une arme de précision.
Ce rapport est consigné dans la *Gazette hebdomadaire
de Médecine et de Chirurgie,* n° 45, année 1868.

M. Moutard-Martin, pour établir la valeur de l'arsenic
avec une précision nécessaire et entraîner la conviction,
a exclu de la médication tout autre agent curatif. Tous
les malades soumis à ce traitement éprouvèrent au bout
de quelques jours une amélioration marquée et, après
trois semaines ou un mois, l'embonpoint avait commencé
à reparaître. L'état local subit moins de changement,
cependant parfois il se modifia également d'une manière

sensible. Il observa encore que l'action heureuse de l'arsenic se révèle surtout dans la forme de phtisie *sans
fièvre vive:* pendant l'état fébrile, et à plus forte raison
dans la tuberculisation aiguë, l'action est nulle ou peu
durable. Un certain nombre de malades supportent mal le
médicament qui devra alors être supprimé. Pourtant
quelques-uns de ces malades peuvent bénéficier favorablement de ce traitement.

Chez les malades placés dans de bonnes conditions
hygiéniques, les résultats sont beaucoup plus favorables
qu'à l'hôpital.

Mes observations personnelles sont absolument con-
formes à ce rapport, et l'affirmation que certains malades
supportent mal l'arsenic trouvera son explication
plus loin, car l'acide arsénieux est la préparation que
M. Hérard, comme M. Moutard-Martin, préfère, et ils
l'administrent en granules de 1 milligramme. Ces granules sont prescrits au nombre de sept à huit par jour,
puis rapidement portés à dix et quinze et rarement à vingt.
On ne donne pas en général plus de 2 milligrammes à
la fois et autant que possible pendant les repas; on est
obligé de suspendre quelquefois leur emploi par suite de
malaises passagers, tels que *envie de vomir* et *douleur
d'estomac.*

L'excellent mémoire de M. Moutard-Martin établit la
parfaite innocuité de l'arsenic en même temps que son
incontestable efficacité, mais il n'apprend rien de nouveau
à ceux qui ont eu la précaution de lire préalablement
l'ouvrage *De la phtisie pulmonaire*, de Hérard et
Cornil, Paris, 1865, que je ne fais que mentionner.

J'ai sous les yeux « l'Étude expérimentale et comparée

sur l'arsenic et l'huile de foie de morue dans le traitement de la phtisie pulmonaire », de M. Joanny Rendu. Cet excellent travail n'est pourtant pas exempt de tout reproche. M. Rendu a choisi un mauvais théâtre : l'hôpital, une mauvaise saison : janvier, février, mars, où les malades restent forcément confinés dans les salles et se tuberculisent inévitablement, et encore la condition première d'insuccès était l'arsenicophobie. Pendant que MM. Hérard et Moutard-Martin donnent de 7 à 20 milligrammes d'arsenic, M. Rendu ne faisait prendre à ses malades que 2 milligrammes par jour, moitié en granules, moitié en solutions à 1 millième. Il est à désirer que M. Rendu trouve un imitateur qui opérerait dans des conditions moins désavantageuses.

M. Cahen, après avoir étudié l'action physiologique de l'arsenic, a étudié son action thérapeutique ; il est complètement d'accord avec ce que M. Moutard-Martin a dit dans son mémoire ; il reconnait aussi les légers inconvénients de cette médication par suite de l'*intolérance qui se manifeste quelquefois*. MM. Trousseau, Pidoux, Sandras, Massard, Milet, Barella, Fonsagrive, etc., partagent aussi ces opinions et on ne pourrait analyser leurs travaux sans s'exposer à des redites continuelles.

C'est M. Isnard qui est le plus ardent champion de la médication arsenicale dans la phtisie. La partie de son ouvrage concernant ce traitement a été reproduite par plusieurs auteurs. M. Isnard ne reconnaît pas d'inconvénients à l'acide arsénieux ; il emploie indistinctement les granules et la solution. Le tableau qu'il trace est trop séduisant pour être, dans tous les cas, l'expression de la vérité. Il cite trois observations où des lésions fort avan-

cées ont été guéries. Si une série heureuse et l'enthousiasme ont porté M. Isnard à exalter la puissance de l'arsenic; son travail néanmoins est d'une justesse rigoureuse.
Je trouve qu'il n'appuie pas assez sur le procédé par lequel
l'arsenic agit; il dit bien que la reconstitution générale
de l'organisme rejaillit sur les lésions locales et donne
les résultats les plus remarquables; mais plus loin il
semble attribuer à l'arsenic des effets directs sur la
lésion.

Le dernier ouvrage en date, traitant la question qui
nous occupe, est aussi l'expression la plus juste et la
plus exacte de faits d'observation. Dans son livre sur la
« Curabilité et le Traitement de la Phtisie pulmonaire,
Paris, 1881 », le professeur Jacoud décrit de main de
maître l'action curative de l'arsenic. Il cherche à déterminer si l'arsenic répond réellement à l'indication fondamentale, tirée de l'insuffisance nutritive. Or, la réponse
ne pouvait être douteuse; l'action eutrophique de ce médicament est démontrée par l'accroissement de l'appétit,
par l'activité plus grande du processus nutritif, effet qui,
au bout de quelque temps, se traduit par l'augmentation
du poids du corps. Il serait difficile de trouver un agent
mieux approprié pour combattre la tendance consomptive. En outre, l'arsenic remplit deux autres indications,
il calme l'excitation nerveuse et l'hyperkinésie cardiovasculaire; ce dernier fait, établi depuis longtemps par
l'observation clinique, a été expérimentalement démontré par Unterberger, qui a toujours constaté chez
les animaux soumis à l'ingestion de l'acide arsénieux, un
abaissement de la pression du sang et une diminution
de la fréquence du pouls.

Ce traitement, d'après M. Jacoud, n'est pas seulement sûr, il est infaillible au début de la tuberculose; et l'on observe assez fréquemment, surtout lorsqu'il est employé concurremment avec d'autres moyens, une diminution dans les lésions pulmonaires, une véritable rétrocession.

Il a paru en Allemagne tout récemment, un ouvrage « Sur la Thérapeutique et Prophylaxie étiologique de la Tuberculose », du Dr Buchner, professeur à Munich.

Je dois à la courtoisie de ce savant le résumé de son travail, qui m'est d'autant plus précieux que j'y trouve les opinions que je soutiens.

Selon le Dr Buchner, la tuberculose a pour cause le *Baccilus tuberculosis* de Koch. Les moyens antisceptiques seraient indiqués pour le combattre; mais l'antisceptie directe n'est pas possible, le microzoer a plus de résistance que la cellule organique, et cette dernière serait détruite avant que le premier ne soit intéressé.

L'action antisceptique indirecte reste seule à notre disposition, c'est-à-dire les moyens d'augmenter la résistance de l'organisme à l'envahissement de microbes. Il est connu que cette résistance est exaltée par l'inflammation des tissus et que la guérison des maladies zymotiques ne s'obtient qu'en vertu d'un certain degré d'inflammation. Ce que la nature médicatrice réalise, la thérapeutique doit s'efforcer de l'imiter. Parmi les moyens qui augmentent la résistance organique, la première place appartient à l'arsenic, phosphore et antimoine; M. Buchner n'a expérimenté qu'avec l'arsenic, et les résultats de ses expériences sont très encourageants,

surtout comme prophylaxie de la tuberculose hérédi-
taire. Il aime mieux invoquer à l'appui de ses opinions les
expériences d'un autre expérimentateur.

Le Dr Kempner, sur son initiative, a fait une série
d'expériences dont voici les résultats : Dans douze cas
de pthisie avancée, il a observé constamment l'augmentation notable de l'appétit et du poids du malade; dans
six cas, la cessation de la fièvre, et dans les derniers six
cas, sa diminution considérable; dans deux cas qui
ont présenté des sueurs nocturnes, ces sueurs ont
disparu.

Le Dr Botkin, le premier clinicien de Saint-Péters-
bourg emploie dans la tuberculose l'arsenic à forte dose,
avec des résultats tellement satisfaisants, qu'il ne cherche
pas à expérimenter une autre médication.

En résumé, de tous les travaux que j'ai cités et de ceux
que je n'ai pas mentionnés et qui ne sont que la répétition
ou l'affirmation de ce qui précède, on peut conclure que
l'arsenic :

1° Ralentit la circulation ;
2° Diminue la dénutrition ;
3° Supprime les fluxions locales ;
4° Permet d'augmenter l'apport et l'assimilation.

En agissant sur l'état général, il exige plus que tout
autre médicament que le malade soit placé dans des
conditions telles que son organisme trouve à chaque
instant les matériaux nécessaires à sa reconstitution :
une nourriture abondante et facilement assimilable, un
air pur, des flots de lumière naturelle et un exercice
proportionné à ses forces. Ces conditions ne peuvent pas
être réalisées à l'hôpital, sauf la première, et encore il

est impossible de suivre les goûts du malade, les caprices
de l'estomac et les idiosyncrasies; pour les autres, il ne
faut pas en parler. Telle est la cause pour laquelle dans
les hôpitaux, le traitement arsénical produit des résultats
si peu encourageants. Il produit constamment le maximum de son effet à la campagne, pendant la belle saison
et dans une famille aisée.

III

ACTION TOXIQUE DE L'ARSENIC

Le plus bienfaisant des médicaments est aussi, après
avoir franchi une certaine dose, le plus terrible des poi-
sons. Poison aussi ancien que le monde; très populaire,
puisqu'il cause le 9 dixième des empoisonnements cri-
minels et la moitié des empoisonnements volontaires, sans
compter les empoisonnements accidentels nombreux.
Malgré tout, c'est peut-être le moins bien étudié au point
de vue de son action.

Les doses toxiques sont des plus variables; la prédis-
position personnelle, la forme sous laquelle l'arsenic est
administré, l'état des reins, l'état nerveux ou névrosique
de la personne influent considérablement sur la dose
toxique. Il a pu être administré à l'homme à la dose de
10, 15 et 25 centigrammes sans produire d'accidents. Une
femme prenait, par erreur, tous les jours 12 centigrammes d'arsenic pendant une semaine sans éprouver autre
chose que des coliques insignifiantes. Bertrand, en 1813,
a pris, dans un but d'expérimentation, 25 centigrammes

d'arsenic et n'a éprouvé qu'une douleur épigastrique qui s'est promptement calmée après avoir pris des boissons abondantes. On a pu faire prendre aux animaux 5, 10 et 32 grammes d'arsenic sans les empoisonner. Tout le monde sait que les symptômes d'empoisonnement par l'arsenic sont une sensation de brûlure à la gorge, des nausées et des vomissements, la diarrhée, le collapsus et la mort. Les trois premiers manquent quelquefois et on est habitué à ne pas en demander la cause.

Les lésions, dans un empoisonnement arsenical, sont, d'après Harles, la coloration brune, rougeâtre de l'œsophage, de l'estomac et du duodénum ; la muqueuse, sur laquelle on peut voir des ulcérations et des perforations, est boursouflée et d'un aspect gangréneux et livide. M. Cahen prétend ne jamais avoir vu ces lésions à l'autopsie d'animaux empoisonnés par l'arsenic, je me garde de contredire cet observateur très exact, et la suite nous montrera pourquoi cette absence de lésions.

M. Tabourin décrit d'une façon très précise les lésions produites expérimentalement. On y trouve celles que Harles mentionne et, en outre, d'autres inflammatoires et exsudatives.

L'arsenic n'est pas caustique, mais escarrotique dit M. Gübler ; il tue les éléments histologiques, comme il tue tous les êtres de l'échelle organique. Il produit un escarre de tissu mort, mais pas désorganisé ; il ne détruit pas le tissu en le carbonisant ou en le transformant en acide xanto-prothéique ou en savon. Ceci explique tout de suite un fait étrange qui a été noté par tous ceux qui se sont occupés de médecine légale : c'est que dans les cadavres de ceux qui ont succombé à l'action de l'arsenic, toutes les parties en contact avec le poison se conservent presque intactes, pendant que les parties voisines sont putréfiés.

L'arsenic agit d'abord par sa présence, par son contact. Sur la peau, il détermine une excoriation ou une pustule. Le pareil travail s'observe sur les muqueuses, surtout sur les organes génitaux des femmes qui travaillent les étoffes apprêtées avec le vert de Schweinfurt dans la fabrication des fleurs artificielles; l'ulcération est entourée d'une zone éliminatoire indurée, qui a bien de fois fait croire à des chancres syphilitiques. Dans les narines, les ulcérations sont fréquentes chez les mineurs d'arsenic et les ouvriers occupés à sa sublimation, chez ceux qui préparent ou emploient le vert de Schweinfurt, comme les sujets que M. de Pietra Santa observait à la prison des Madelonnettes. Ces ulcérations peuvent aller jusqu'à la perforation de la cloison. Dans la bouche, le pharynx, le larynx, la trachée et les poumons, l'action locale de l'arsenic se manifeste par des symptômes analogues qui ne vont habituellement pas jusqu'à l'ulcération parce que la sécrétion augmentée par l'irritation chasse les parcelles nuisibles. On a pourtant observé l'ulcère arsenical du poumon qui a fait dire à certains observateurs que l'arsenic faisait naître la phtisie pulmonaire. Dans la bouche, l'arsenic donne le goût métallique et la salivation; dans les narines, il provoque des éternuements et la sécrétion de la muqueuse; au pharynx, la sécheresse et l'ardeur de la gorge; au larynx, l'irritation, le chatouillement, le besoin de tousser et la dysphonie.

Dans l'estomac, l'irritation produite par une petite quantité d'arsenic se traduit par la sensation de la faim, si la quantité est plus grande et le contact prolongé au lieu de la sensation agréable d'appétit, c'est la gastralgie, qui, au contraire, porte atteinte aux facultés digestives. A une dose encore plus considérable, l'arsenic produit l'irritation, une sensation de brûlure, des nausées et des vomissements.

Tous ces symptômes sont dus à l'action topique, escarrotique de l'arsenic à l'état solide, ou en dissolution concentrée. Si l'arsenic est pris à l'état de solution très étendue, tous ces symptômes font défaut ; ils sont remplacés par d'autres dus à l'action générale de l'arsenic introduit dans le courant de la circulation. J'y reviendrai en temps et en lieu. Cette particularité de deux actions parfaitement distinctes de l'arsenic, action locale escarrotique et action générale, explique une foule de points obscurs dans l'histoire de l'arsenic. C'est à cause de cela que l'arsenic en solution est plus actif et plus toxique que cet agent à l'état solide ; que les animaux empoisonnés avec les solutions ne présentent point de lésions nécro - scopiques, qui ne manquent jamais quand le toxique est donné en poudre. C'est encore à cause de l'action locale que la médication par les préparations solides de l'arsenic commence en augmentant l'appétit et la digestion, et finit par les lésions stomacales, tandis que la médication par les préparations liquides peut causer l'empoisonnement, mais jamais de lésions locales.

Les deux actions distinctes expliquent pourquoi M. Cahen, qui a pris 1 centigramme d'arsenic, à l'état solide et ayant l'estomac vide (il était dix heures du soir), a éprouvé une douleur vive et des nausées, tandis que Boudin en prenait dix fois autant dans la journée, mais en solution au 1 millième, et pendant les repas, sans éprouver aucune action fâcheuse ; pourquoi l'arsenic donné en granules augmente immédiatemment l'appétit, tandis que donné en solution, il ne produit pas cet effet immédiat, comme je l'ai constaté nombre de fois et comme M. Delpech le remarque dans sa thèse. On pourrait croire qu'une quantité minime d'arsenic, à peine quelques milligrammes est instantanément dissoute aussitôt introduite dans l'estomac. Il n'en est rien.

On verra dans le chapitre suivant que la solubilité d'arsenic est tellement petite et surtout tellement lente qu'il séjourne dans l'estomac presque constamment. D'un autre côté, l'action locale de l'arsenic à l'état solide commence avec le contact de la moindre parcelle impondérable. L'expérience est facile à faire : Si l'on dépose sur la conjonctive un grain de poussière d'arsenic : celle-ci s'injecte et le larmoiement se produit, non de suite comme avec les substances âcres, mais une demi-heure après quand la lésion microscopique produite se répare.

Nous avons vu dans le chapitre précédent que tous les observateurs se plaignent que le traitement arsenical finit toujours par être mal supporté, qu'il produit la gastralgie, les nausées, les vomissements, la perte d'appétit, la dispepsie, l'amaigrissement et donne une marche rapide à la tuberculisation ; qu'en somme, on n'obtient avec l'arsenic qu'un retard dans la terminaison funeste, si des circonstances heureuses, indépendantes de ce traitement, n'impriment à la maladie une marche favorable.

Boudin est peut-être le seul observateur qui n'attribue

pas à l'arsenic ces effets nuisibles, mais il donnait l'arsenic en solution au millième ; seulement on peut objecter avec justesse que le traitement de Boudin ne durait pas assez longtemps pour produire l'intolérance. J'ai dit, dans l'exposé des motifs qui ont déterminé le choix de ce travail, quelles sont les circonstances qui m'ont amené à préférer la solution aux pilules ; et que la solution prise à 10 milligrammes et continuée pendant longtemps ne m'a jamais incommodé ; et je suis sûr d'avoir pris cette dose chaque jour pendant plus de trois mois consécutifs, sans avoir jamais éprouvé aucun inconvénient du côté des voies digestives.

Pour mes malades tuberculeux ou herpétiques, j'ai suivi le même mode d'administration aux doses près, et je n'ai presque jamais remarqué d'inconvénient dans le traitement. Seulement, craignant l'accumulation de l'arsenic dans le foie, ce que je regarde aujourd'hui comme une crainte chimérique, j'avais l'habitude après quinze jours ou un mois de traitement, d'ordonner un repos de quinze jours. Si cette accumulation avait lieu, on devait observer souvent après un traitement prolongé, des symptômes de l'action toxique générale (anxiété précordiale, tremblement, lipothymie, etc.).

Ces symptômes ont été observés quelquefois au début du traitement alors même qu'on administrait la solution à une faible dose[1].

---

[1] Je crois que ce doit être la cause pour laquelle le professeur Jacoud a renoncé depuis longtemps à l'arsenic sous forme liquide. J'ai rencontré cette particularité plusieurs fois, elle est relatée dans plusieurs de mes observations; mais toujours cette intolérance cessait par l'usage simultané de la feuille de noyer et je suis persuadé que c'est cette association qui m'a empêché de voir

Pendant longtemps la muqueuse stomacale n'éprouve
de la part de l'arsenic qu'une irritation légère ; les parcelles solides du toxique qui se trouvent en contact prolongé avec les parois, fatiguent ces points de contact ;
l'action est minime, car les aliments, le mucus, le suc
gastrique englobent les parcelles arsenicales et pré-
servent l'estomac de ce contact. Sans cette circonstance
et si toutes les parcelles se tenaient en contact avec les
parois gastriques, au bout de peu de jours, même avec
des doses faibles, la muqueuse de l'estomac se trouverait
gravement compromise.

L'irritation ainsi atténuée permet de continuer ce
médicament pendant plusieurs semaines, mais elle finit
toujours par arriver à un degré incompatible avec la pro-
longation du traitement ; car, outre l'irritation, il y a
aussi la desquamation de la surface de la muqueuse.

L'élément histologique détruit par l'arsenic est la
cellule épithéliale ; la perte n'est pas grande, c'est un
élément caduc, mais il se renouvelle aux dépens des
couches profondes et des liquides nutritifs. Cette perte,
souvent répétée, devient considérable. Qui ne sait qu'un
psoriasis un peu étendu épuise par la perte des squames
épidermiques.

Jusqu'à présent je n'ai parlé que des petites causes débilitantes ; il en est une grande.

plus souvent ces accidents chez les tuberculeux. Il n'en est pas de même chez
les herpétiques que j'ai traités, soit par l'acide arsénieux, soit par l'arséniate
de soude en solution ; dans ce cas, l'intolérance s'observe plus souvent
malgré des doses bien plus petites, et j'ai remarqué qu'en général les sujets
qui sont impressionnés [par de petites doses d'arsenic sont les personnes
nerveuses ou névrosiques et plus souvent les femmes que les hommes.

Je n'ai nulle part trouvé l'explication du phénomène d'augmentation d'appétit, et je l'explique de la façon suivante :

L'organisme tend toujours à se défendre du contact d'un corps nuisible, soit qu'il l'élimine par la suppuration comme une épine, soit qu'il l'enveloppe d'une membrane peu vitale comme une balle de plomb perdue dans les chairs ou un échinocoque, soit enfin que ce corps se dissolve par une sécrétion surabondante comme un grain de sel dans l'œil. L'arsenic sera séparé des parois stomacales par la sécrétion du mucus et dissous dans le suc gastrique. Comme il est bien peu soluble et surtout bien difficilement et lentement soluble (ce qui n'est pas la même chose); comme, d'un autre côté, l'absorption des liquides s'opère rapidement, une bien petite quantité d'arsenic produit une bien grande hypersécrétion du suc gastrique[1]. La rapidité de la digestion, et par suite le besoin d'aliments nouveaux, pour utiliser le liquide digestif, produisent le phénomène de l'appétit.

L'excitation prolongée et l'hypersécrétion renouvelées tous les jours sont la cause pour laquelle le suc gastrique contient de moins en moins de pepsine; on ne l'a pas observé avec l'arsenic, mais avec d'autres irritants chez les animaux à fistule gastrique: la digestion devient lente, les aliments restant longtemps dans l'estomac tombent en fermentation. Il en résulte la dyspepsie nidoreuse, la gastralgie et la décadence.

---

[1] Quand on a commencé d'administrer l'arsenic aux chevaux, on est obligé de le continuer; si l'on cesse, l'animal ne mange plus, dépérit, son poil se hérisse, etc. L'arsenic agit ici comme un condiment; sa suppression diminue considérablement la sécrétion du suc gastrique.

La cause principale de l'abandon de la solution et de l'adoption des granules est, d'une part, la difficulté de l'emploi qui exige chaque fois un petit travail, de l'autre, la facilité d'avoir le médicament sous un petit volume qu'on peut emporter dans sa poche en voyage, au restaurant, etc. L'emploi est commode, mais le médicament n'est pas le même et le dosage, qui nous paraît si facile, est le plus souvent défectueux [1].

Une curieuse querelle mercantile nous a ouvert les yeux sur la valeur des médicaments granuleux. Une soi-disant école médicale, dont la doctrine consiste à employer les médicaments sous la forme de granules préparés à la bassine, a pris à partie les fabricants de granules au pilulier, et, avec beaucoup de talent, a prouvé qu'il est fort difficile de faire une masse bien homogène si on n'opère sur des quantités considérables à la fois. Les fabricants de drogues ont été traités avec une grande violence. Un des maltraités a répondu à ce pamphlet et prouvé très facilement que s'il était difficile de rendre les granules au pilulier d'un dosage exact, on y parvient, tandis qu'à la

---

[1] Un fait récent nous prouve combien on peut accorder de confiance aux produits pharmaceutiques de l'industrie et du commerce : Le garçon d'un droguiste plaçait des marchandises sur une charrette, lorsque l'un des paquets vint à tomber à terre ; les granules qu'il contenait s'éparpillèrent sur les pavés et dans leurs interstices où il en resta 250 grammes environ. Une troupe d'enfants vint s'abattre sur ces petits bonbons qu'ils mangèrent à qui mieux mieux. Le père de l'un d'eux, ayant appris que son fils en avait mangé une quantité considérable, s'enquit de leur provenance ; quelle ne fut pas alors sa terreur et celle du droguiste, quand ils lurent l'inscription du sac déchiré : « *Granules d'arséniate de soude* ». L'enfant et ses compagnons furent soumis au traitement approprié. Certains d'entre eux n'avouèrent que le lendemain en avoir mangé, quand alors la clameur publique était à son comble. L'absence complète de symptômes toxiques amena un confrère avisé à faire l'analyse des granules ; ils ne contenaient pas d'arsenic.

N.   3

bassine, la chose est absolument impossible malgré la meilleure volonté du préparateur.

Certains habitants du Tyrol et de la Basse-Autriche, Styrie et Carniole font un usage continu de l'arsenic. Les uns, comme les chasseurs et les montagnards, le font ouvertement pour se rendre plus légers dans les ascensions, ou, comme ils disent, plus volatils. Les autres, surtout les habitants des villes, absorbent l'arsenic clandestinement : les femmes pour se rendre plus fraîches, plus jolies et plus délicates, les hommes le prennent comme aphrodisiaque. Ils commencent par de petites doses et ensuite ils les augmentent considérablement. Les úns supportent ce régime toute la vie et arrivent à un âge fort avancé ; ce sont surtout les chasseurs et les montagnards. Les autres éprouvent bientôt les funestes effets de leur habitude, dépérissent et meurent dans le marasme ; ce sont surtout les mangeurs clandestins. De tous les auteurs que j'ai pu consulter à ce sujet, M. Tabourin dans le *Journal de médecine vétérinaire* de Lyon, 1854 et 55, et M. Gübler en disent le plus long. Ils reproduisent surtout Tchudy, qui, lui-même, ne nous donne pas de détails capables de nous éclairer sur la différence d'action de l'arsenic sur les toxicophages.

Le docteur Knapp, de Styrie, a présenté au congrès de Berne deux toxicophages qui ont avalé devant la docte assemblée, des quantités considérables, l'un, d'acide arsénieux, l'autre, de réalgar (*Médecine judiciaire*, Lacassagne). M. Tabourin cite aussi ces deux substances. Tchudy se sert du nom générique, l'*arsenic*, et il explique sa différence d'action en disant : Que ceux qui s'en trouvent mal l'ont pris mal à propos sans s'occuper des indications et des contre-indications. M. Gübler est d'avis qu'on ne pourrait prendre impunément 5 à 10 centigrammes d'acide arsénieux par jour ; je partage son opinion, tandis que je prendrais sans répugnance une quantité quadruple du réalgar, qui, en vertu de son insolubilité ne peut être absorbé qu'en quantité minime.

Pour m'éclairer complètement sur l'action des différentes préparations d'arsenic sur les toxicophages, je me suis adressé directement au docteur Knapp à Landsberg, en Styrie. Il a bien voulu m'apprendre que les toxicophages sont en général tributaires d'une bonne santé et la tuberculose leur est inconnue. Il ne peut pas nous éclairer sur les causes qui produisent le mauvais effet à certains d'entre eux ; il n'attachait pas assez d'importance à la recherche de ces causes, recherche très difficile, car les toxicophages qui sont poursuivis par la loi, ne veulent pas faire de confidences, même au médecin. Le docteur Knapp me promit de faire dorénavant des recherches et de me les communiquer.

En attendant, je suis forcé de me borner à ce que j'ai appris dans mes pérégrinations en Autriche et en Tyrol. Les chasseurs et montagnards tyroliens portent sur eux, dans une tabatière, une poudre grise brunâtre et en mettent de temps à autre une pincée dans leur bouche, j'ai appris d'eux que c'était du mispickel qu'ils broient eux-mêmes dans un mortier ou pulvérisent entre deux pierres.

Dans d'autres contrées on se sert de réalgar de la même façon, ou bien on tient constamment dans la bouche un morceau de minerai arsenical qui a pour première propriété d'augmenter la salivation, comme le tabac employé de la même façon. Les mangeurs clandestins se procurent des spécialités que les colporteurs leur vendent. Ces spécialités sont très nombreuses, sous forme de pastilles, de dragées, de pilules, etc. Leur composition m'est inconnue, mais il est probable que les honnêtes industriels qui les préparent, y mettent de l'acide arsénieux pur. D'abord la couleur blanche ou rosée de ces spécialités ne s'accorderait pas avec d'autres préparations qui sont fortement colorées ; ensuite l'acide arsénieux seul peut nous expliquer les mauvais effets que les mangeurs clandestins en éprouvent.

Quand l'arsenic est administré en solution on n'observe point d'effets locaux à condition que la solution soit assez étendue ou qu'elle trouve dans l'estomac une quantité suffisante de liquide ou d'aliments. Une solution agit plus vite dans la proportion de 1 à 20 et par conséquent est plus toxique pour la même quantité; et, en général, si cette quantité dépassait 5 centigrammes à la fois, les symptômes généraux d'empoisonnement arsenical commençeraient à se manifester. Quelle dose faut-il prendre pour que la mort s'ensuive? On ne peut pas le prévoir; en tout cas, la dose serait de beaucoup moindre que la dose à l'état solide déterminant cet effet. J'ai déjà dit que al mort peut s'ensuivre sans que les symptômes observés les premiers : la salivation, le brûlement, les nausées, les vomissements existent.

Les symptômes dus à l'action générale de l'arsenic sont importants à connaître, non seulement dans les empoisonnements, mais encore et surtout pour pouvoir tâter la susceptibilité du malade si l'on veut instituer un trai-

tement arsenical à forte dose. Le premier signe que l'on
observe est une anxiété précordiale, comme une sensation
de pression ; celle-ci augmente de plus en plus. On ressent
ensuite un frémissement fibrillaire dans tout le corps,
mais surtout dans les muscles antérieurs du tronc ; ce
frémissement peut être senti par une main étrangère ; il
ressemble bien à celui que l'on observe dans le *delirium
tremens*. En même temps, la figure devient pâle, terne ou
livide ; une sueur visqueuse couvre la peau, le malade
a l'exagération des sens, de la photo et phonophobie, de
l'hyperesthésie cutanée. Plus tard, au contraire, les sens
s'émoussent, puis surviennent des faiblesses, de la lypothymie, des bourdonnements d'oreilles, de la diarrhée
fétide et la mort. Dans les cas légers le serrement épigastrique et le tremblement ne manquent jamais.

Je donne volontiers l'arsenic dans les fièvres intermittentes à 5 et même 10 centigrammes par jour, je suis
pour ce traitement les prescriptions de Boudin et je m'en
trouve bien. Une fois je me suis avisé d'ordonner l'arsenic
à forte dose à une femme atteinte d'une névralgie rebelle
à tout traitement. La femme était intelligente et décidée à
faire tout ce qu'il était possible pour guérir. Je préparai
moi-même une solution de 10 centigrammes d'acide arsénieux dans 120 grammes d'eau, à prendre par cuillerée
à bouche, d'heure en heure, soit en mangeant, soit dans
un grand verre d'eau rougie et sucrée. La malade savait
qu'elle prenait de l'arsenic, je lui appris les symptômes
qui marquent le commencement de l'action toxique et qui
doivent faire cesser le médicament. Dans mon ignorance
des phénomènes intimes, je donnai pour premier symptôme
la douleur épigastrique, les nausées et les vomissements.

Elle prenait très exactement un centigramme toutes les heures ; au cinquième, elle commença à éprouver une constriction à l'épigastre ; au sixième, elle fut prise d'un tremblement dans tout le corps, le sentiment du poids épigastrique augmenta au point de rendre la respiration anxieuse. Elle se plaignit d'un bourdonnement d'oreilles, et elle avait le brouillard devant les yeux. Elle eut le courage de prendre le septième centigramme, parce qu'elle n'avait pas encore éprouvé de douleur d'estomac, ni d'envie de vomir.

Je suis arrivé un instant après, la malade était couchée et ne pouvait même pas s'asseoir : elle avait la face pâle, les lèvres blêmes, les traits bouleversés, la peau décolorée, froide et moite ; le tremblement fibrillaire se sentait à la main, l'épigastre était légèrement sensible à la pression, mais elle n'avait point de douleurs spontanées ni de nausées ; ce qui dominait la scène, c'était une anxiété précordiale très grande.

Je fis prendre un litre de lait chaud par tasse coup sur coup ; une heure après, la malade urina abondamment et elle eut une selle diarrhéique ; l'anxiété était moins prononcée, mais la faiblesse était encore plus grande ; elle avait un fort mal de tête. J'ordonnai encore un litre de lait et une potion avec 5 centigr. d'extrait thébaïque pour la soirée et la nuit. Le lendemain j'appris que la malade avait eu une diurèse abondante et sept ou huit selles diarrhéiques, plus d'oppression ni tremblement ; la figure était abattue ; le mal de tête persistait ; les jambes étaient brisées, mais la malade put se lever.

Nous reprîmes l'arsenic, mais à 3 centigr. par jour en six doses ; malheureusement, nous n'eûmes point de

modification dans la névralgie, quoique ce traitment eût
été continué une huitaine.

Pourquoi cette malade a-t-elle été impressionnée par
5 centigrammes, et avec 7 est-elle arrivée aux symptômes
graves, pendant que les fiévreux n'ont jamais eü d'accident avec 10 centigrammes ? Je me contenterai de l'explication de Boudin qui pense que l'état de fièvre neutralise
soit le médicament soit ses effets. Boudin lui-même prenait 10 centigrammes d'arsenic pendant l'accès de la
fièvre, sans rien éprouver, tandis que pendant l'apyrexie
il ne pouvait pas dépasser 2 centigrammes sans éprouver
des symptômes d'intolérance. Cette explication suffit,
mais je crois qu'un autre élément est intervenu, c'est
l'état nerveux de la personne.

Dans l'observation suivante, nous verrons encore que
l'état névrosique joue un certain rôle dans l'intolérance,
pour les doses, même petites, de l'arsenic.

Une jeune fille de seize ans, fille d'une hystérique, très
hystérique depuis, était soumise au traitement arsenical
pour une maladie de la peau. Elle prenait de l'arséniate
de soude, que pour rendre la comparaison plus facile,
je réduis à l'équivalent de l'acide arsénieux. Elle avait
une solution au 4 millièmes à prendre par cuillerée à café
aux deux principaux repas, par conséquent 4 milligrammes d'arsenic par jour. Je la grondai une fois pour
son inexactitude. Un jour, après avoir oublié plusieurs
doses, craignant que je ne m'en aperçoive, elle ne
trouva rien de plus logique que d'avaler un petit verre
à liqueur de la solution. Elle ressentit de suite une sensation de brûlure dans le gosier, la salivation, une envie
de vomir et une douleur dans l'estomac ; elle devint pâle

et eut surtout bien peur. Mandé en toute hâte, je constatai que le petit verre mesurait six bonnes cuillerées à café; par conséquent, elle avait pris 12 à 15 milligrammes d'arsenic, sans aucun liquide ni aliment, la solution était environ huit fois plus concentrée que la préparation de l'observation précédente. Et c'est à cela que j'attribue la différence d'action et la prédominance des symptômes de l'action locale.

Dans ma jeunesse, j'assistai à un empoisonnement par un autre procédé. En 1861, j'étais chargé de la préparation d'un produit industriel, appelé *Pink-Saltz*, et composé d'arsenic et de différents autres produits. Nous opérions sur 12 kilogrammes d'arsenic. Je choisis pour cette préparation qu'on ne faisait que sur commande une ou deux fois par an, une vieille chaudière en fonte, murée dans une petite chambre sans ventilation. Le fourneau en briques était passablement dégradé et la fumée sortait par les fentes. Un ouvrier était fréquemment occupé à agiter la masse en fusion pendant qu'un autre entretenait le feu. Je surveillais de loin en loin. L'ouvrier qui brassait la masse se plaignit le premier d'une sensation de brûlure au gosier, que j'attribuai à la fumée et à la vapeur de l'acide pyroligneux brut qui entrait dans la préparation.

Un quart d'heure plus tard, cet ouvrier fut obligé de suspendre son travail; il était blême, livide, la salive coulait de sa bouche, il ne pouvait plus se tenir ni debout ni assis, il tremblait fortement et il était très oppressé, il avait des nausées mais point de vomissements, une toux opiniâtre et un brûlement très grand à la gorge.

L'autre ouvrier, qui ne restait pas constamment dans

la pièce, fut atteint, mais à un degré moindre. Moi-même j'eus de la salivation, un goût métallique et de l'ardeur au gosier.

Pendant que j'envoyai prévenir notre médecin, j'administrai à chacun de nos malades quatre grains de sulfate de cuivre, puis, pendant et après les vomissements, j'alternai une mixture de magnésie et de sulfate de fer, avec des blancs d'œufs battus dans du lait. Le médecin approuva mon traitement qui pourtant n'était rien moins que rationnel, vu le mode d'empoisonnement. La vieille chaudière avait été percée par le frottement de l'instrument de fer qui agitait la masse, et l'arsenic qui tombait dans le foyer, se répandant dans la pièce, avait été absorbé surtout par la respiration. Il occasionna les symptômes de l'action générale, tandis que les vomissements faisaient forcément défaut. Le traitement, qui était destiné à neutraliser le poison dans l'estomac et à l'expulser, était très mal conçu ; dans un cas semblable, une grande quantité de boissons diurétiques serait indiquée. L'ouvrier qui a présenté les symptômes graves fut malade trois jours seulement.

IV

RECHERCHE SUR LA SOLUBILITÉ DE L'ARSENIC

Pour pouvoir affirmer que l'arsenic à l'état solide, par conséquent en granules, est la cause des accidents d'intolérance ou, si l'on veut, d'accumulation de lésions stomacales ; pour renverser d'un seul coup la façon de faire de

la majorité des praticiens, il ne suffit pas de dire et de
prétendre, mais il faut arriver avec les preuves en mains.
Ces preuves je les ai cherchées, il y a bien des années,
pour le besoin de mon traitement personnel. Pour con-
trôler mes anciennes recherches, j'entrepris, ce printemps,
une deuxième série d'expériences avec l'aide d'un colla-
borateur distingué, M. Jean Bellier, mon successeur à la
place de préparateur de chimie à la Faculté des Sciences
de Dijon. Ces recherches portent sur la solubilité des différentes formes de l'acide arsénieux et elles tendent à établir que l'arsenic administré à l'état solide en quantité aussi
petite que ce soit ne disparaît pas de l'estomac avant qu'une
dose nouvelle ne soit ingérée. Ainsi l'estomac est constamment soumis à son contact et subit son influence nocive,
que le chapitre précédent a surabondamment démontrée
et que l'autorité de M. Gübler met hors de tout doute.

Avant de pouvoir aborder la description et les résultats
de nos expériences, il est nécessaire de s'arrêter sur un
détail de l'histoire physique de l'acide arsénieux, détail
qui est bien subtil et pas encore déterminé.

Le commerce nous fournit l'acide arsénieux sous forme
de grands morceaux anguleux blancs, opaques comme le
biscuit de porcelaine, qui, dans leur milieu, sont vitreux
et complètement transparents. Le rapport d'épaisseur de
la couche corticale et de la couche médullaire varie avec
le temps, c'est-à-dire que l'acide vitreux se transforme
lentement et spontanément en acide porcelainique.

Ces deux états qu'on rencontre aussi dans le soufre et
dans le phosphore sont dus aux différences d'arrangement
moléculaire. Comme dans ces substances, dans l'acide
arsénieux chacun des états présente des propriétés diffé-

rentes. Par fusion, sublimation ou par ébullition prolongée, l'acide porcelainique devient vitreux. L'acide vitreux
devient porcelainique par l'action du temps, par l'action
lente de l'eau froide et par l'action mécanique de la pulvé-
risation. L'action de l'acide chlorhydrique sur l'acide arsénieux tend à nous faire croire que la combinaison de la
lumière n'est pas étrangère à ces deux formes.

Si on laisse refroidir dans l'obscurité une solution
chlorhydrique bouillante, plus ou moins saturée d'acide
arsénieux vitreux, de chaque cristal octaédrique qui se
forme dans le liquide jaillit de la lumière. Ces cristaux
sont transparents, et le temps ne leur fait pas perdre
cette propriété. Si on les redissout de nouveau à chaud,
ils se reproduisent sans dégagement de lumière. L'acide
arsénieux opaque, dans les mêmes circonstances, donne
les mêmes résultats, sauf qu'il n'y a point de dégagement de lumière. Les cristaux chlorhydriques sont infiniment plus solubles dans l'eau que l'acide même vitreux,
et ils se dissolvent instantanément.

L'acide arsénieux vitreux a des propriétés différentes
de l'acide opaque ; le vitreux a une densité 3,738 pendant
que la densité de l'opaque est 3,699. Le vitreux est trois
fois plus soluble que l'opaque.

L'eau distillée à une température de 13° dissout par
litre :

> 40 grammes d'acide vitreux ;
> 12 gr. 50 d'acide porcelainique.

C'est tout ce qu'on peut apprendre dans les auteurs sur
la solubilité de l'acide arsénieux, et avec cela, il est tout
naturel de supposer que l'acide, à l'état de poudre, introduit dans l'estomac, se dissoudra instantanément ; puisque

le rapport de sa quantité avec la quantité de liquide ren
contré dans l'estomac est plusieurs milliers de fois plus
petit que le rapport de 12 gr. 50 : 1,000 grammes qui
représente la plus petite solubilité donnée par les auteurs.

Le hasard m'a montré que si l'acide vitreux est une
forme définie, l'acide opaque ne l'est pas, car plus on le
pulvérise, plus sa solubilité diminue; ce qui parait être
paradoxal.

Ma première opération fut faite de la façon suivante :

Je disposai huit vases contenant une quantité indéterminée d'eau distillée et, dans chacun, j'ajoutai un grand
excès d'acide arsénieux vitreux ou porcelainique à différents degrés de division. Les vases contenaient chacun
leur agitateur. Ils étaient couverts de plaques de verre ;
chacun portait une étiquette indiquant la nature d'acide
arsénieux employé. J'agitai fréquemment pour hâter la
dissolution. Le thermomètre se tenait autour de 16° et
c'était la température de la fin de l'opération.

Au bout de dix jours, j'avais pris dix capsules de porcelaine numérotées et tarées exactement. Dans chaque
capsule, je versai 5 centimètres cubes du liquide arsenical,
bien déposé, du vase dont le numéro correspondait au numéro de la capsule. — Les capsules furent portées à l'étuve
et évaporées à une douce chaleur, sans ébullition pour
éviter toute déperdition, puis portées à la température de
100° environ et maintenues à cette température jusqu'à
ce qu'une d'elles repesée au bout d'une demi-heure ne
diminuât plus de poids. Après les avoir pesées toutes et
défalqué leur tare, j'obtins le tableau suivant :

Ac. arsénieux vitreux concassé. 0,0845
—   opaque concassé. 0,0725

Acide arsénieux pulvérisé et tamisé (les grains restés sur le
          tamis de soie).   0,0735
—   le même passé au tamis de soie.   0,0690
—   le même porphyrisé pendant 15 minutes. .   0,0615
—   —   30 minutes. .   0,0605
—   —   45 minutes. .   0,0585
—   —   1 heure. . .   0,0590

Il résulte que l'action de broyer rend l'acide arsénieux
de moins en moins soluble, quoique sa surface augmente.
Cette augmentation de la surface est manifeste dans l'acide
porcelainique concassé, et dans les grains qui sont restés
sur le tamis, (c'est-à-dire l'acide arsénieux bien divisé,
mais non broyé et dont la surface d'attaque est considérablement augmentée).

J'ai cru d'abord que mes dissolutions étaient saturées ;
mais je me suis convaincu plus tard que, malgré dix jours
et une agitation très fréquente, elles n'étaient pas encore
à leur maximum de saturation. Une nouvelle expérience
fut entreprise, mais seulement avec trois espèces d'acide
arsénieux. Les vases furent diposés dans une étuve à 40°
environ. Au bout de trois jours 5 centimètres cubes de
chaque liqueur évaporée, comme dans l'expérience précédente, donnèrent les résultats suivants :

Pour acide arsénieux vitreux.   0,0870
—   opaque.   0,0715
—   porphyrisé.   0,0430

Par conséquent, au bout de trois jours, mais à une
température de 40°, il s'en est dissous à peine plus que
pendant dix jours à la température de 16°, toujours en
présence d'un grand excès d'acide arsénieux.

La seconde série d'expériences faites avec M. Bellier
avait pour but de déterminer d'abord la solubilité absolue

de l'acide arsénieux, ensuite sa solubilité relative, suivant le temps, la température et la nature du liquide employé.

La solubilité absolue fut excessivement difficile à déterminer pour l'acide vitreux. Après cinq jours de contact à la température ordinaire la proportion de l'acide dissous fut de 20 gr. 50 par litre, la moitié de la quantité indiquée par les auteurs quoique nous agitions plus de trente fois par jour. Cela tient à ce que l'acide vitreux se transforme à sa surface en acide porcelainique au contact de l'eau. Nous ajoutions tous les jours de l'acide vitreux récemment fondu, et, au bout de quinze jours, notre dissolution ne contenait que 24 gr. 30 par litre. Évidemment il s'est dissous une quantité notable d'acide porcelainique qui empêcha la dissolution de l'acide vitreux. Cela prouve que la nature de l'acide ne change pas par la dissolution ; et peut-être *trouverons-nous un jour des différences notables dans l'action thérapeutique de l'acide vitreux et de l'acide porcelainique,* comme la différence essentielle qui existe entre le phosphore ordinaire et le phosphore amorphe.

Jusqu'à présent toutes les fois que l'on veut préparer une solution d'acide arsénieux, on emploie de l'acide en poudre, je me propose d'expérimenter la solution au même titre de l'acide vitreux ; mais depuis que le soupçon de la possibilité de différence d'action m'est venu à l'esprit, je n'ai point eu d'occasion de l'expérimenter.

Pour arriver à obtenir une solution saturée d'acide arsénieux transparent, il faut opérer par l'ébullition et ensuite laisser refroidir la dissolution pendant assez longtemps pour laisser cristalliser l'excès d'acide arsénieux. Par ce procédé nous sommes arrivés à obtenir une solution qui contenait 38 gr. 83 pour 1000, mais elle continuait de déposer des cristaux opaques encore quinze jours après et, par conséquent, perdait de son titre. Il est incontestable que, même à l'état de dissolution, l'acide arsénieux transparent se transforme par la seule action du temps en acide opaque; analogie avec l'acide cyanhydrique qui, en dissolution concentrée, se transforme en acide paracyanhydrique. Si hypothétiquement on poursuit plus loin cette analogie, on est autorisé à supposer que l'acide arsénieux vitreux, en solution étendue, conserve les propriétés de son arrangement moléculaire, ce qui restera à prouver.

Nous fîmes ensuite une expérience, destinée à vérifier ma première, seulement avec trois espèces d'acide arsénieux.

Après cinq jours de contact avec un grand excès d'acide arsénieux à la température de 15°, les 5 centimètres cubes évaporés dans une capsule tarée donnèrent :

Pour l'acide vitreux. 0,0535
    —   opaque. 0,0480
    —   porphyrisé. 0,0375

Cette opération fut continuée encore pendant cinq jours ; — la température du laboratoire s'était élevée à 17°. Après dix jours, les 5 centimètres cubes de solution contenaient :

Acide vitreux. 0,0850
  — opaque. 0,0735
  — porphyrisé. . . . . , . . 0,0615

Il résulte que l'acide arsénieux, sous n'importe quelle forme moléculaire, est très lentement soluble quoiqu'il se trouve en grand excès dans la solution.

Nous avons voulu nous placer dans des conditions un peu plus rapprochées de la digestion stomacale, en soumettant l'acide arsénieux à l'action d'un liquide contenant :

$$
\begin{array}{lr}
\text{Eau distillé.} & 98 \\
\text{Ac. chlorhydrique.} & 1 \\
\text{Pepsine normale.} & \underline{1} \\
& 100
\end{array}
$$

Après dix jours de macération à la température moyenne de 16° les 5 centimètres cubes évaporés ont donné :

```
Le liquide seul (avant le contact d'arsenic)   0,0450
Le liquide avec arsenic vitreux.   . , .    0,216  = 0,171   d'arsenic
       --              procelainique. .   0,1245 = 0,0795    —
        —              porphyrisé . .   0,1325 = 0,0875    —
```

D'après les recherches très précises du docteur Poulet, de Plancher-les-Mines, l'acide libre du suc gastrique serait l'acide hippurique. — J'eus l'idée d'expérimenter la solubilité de l'acide arsénieux dans une solution de cet acide, — et voici les résultats :

Une opération semblable à la précédente avec cette différence que 1 centième d'acide chlorhydrique fut remplacé par 1/6 centième d'acide hippurique dont une partie se dissout dans 600 parties d'eau.

Le liquide était composé de :

$$
\begin{array}{lr}
\text{Eau distillée saturée d'acide hippurique.} & 99 \\
\text{Pepsine normale.} & \underline{1} \\
& 100
\end{array}
$$

Après dix jours de macération à une température de 15 à 16° les 5 centimètres cubes ont donné :

La liqueur avant le contact.   0,0535
—   avec arsenic vitreux. . . .   0,2715 = 0,218   d'arsenic
—   —   porcelainique .   0,1150 = 0,0615   —
—   —   porphyrisé. .   0,136 = 0,0825   —

Il résulte de ces deux expériences que les faibles proportions d'acide modifient la solubilité des différentes sortes d'arsenic. — Pendant que la solubilité du vitreux est bien plus considérablement augmentée par l'acide hippurique que par l'acide chlorhydrique, l'opaque augmente plus sa solubilité par l'acide chlorhydrique que par l'acide hippurique : les proportions des deux acides dans les dissolutions n'étant pas les mêmes. — La particularité la plus curieuse est que l'acide porphyrisé est plus soluble dans les acides très étendus que l'acide opaque concassé. — Malgré cette solubilité augmentée, au bout de dix jours, la solution n'est pas arrivée à la saturation.

Désireux de savoir si l'élévation de la température augmente plus la solubilité de l'arsenic que l'action du temps, nous avons entrepris une dernière expérience dans des conditions un peu variées :

Trois heures de macération et d'agitation souvent répétée dans une étuve chauffée à 40°. — Le liquide servant à l'expérience était la solution saturée d'acide hippurique dans l'eau distillée en présence d'un grand excès d'arsenic. — Les 5 centimètres cubes donnèrent :

Avant le contact de l'arsenic.   0,0085
Avec l'arsenic vitreux. . . . . . .   0,1355 = 0,127   d'arsenic
—   opaque. . . . . . .   0,0455 = 0,0370   —
—   porphyrisé. . . . . .   0,0475 = 0,0390   —

La température élevée ne change donc pas considérablement la rapidité de la solubilité de l'acide arsénieux, le vitreux et l'opaque concassés se dissolvent un peu

N.   4

plus vite ; l'acide, phorphyrisé semble au contraire se dissoudre plus lentement qu'à froid [1].

Toutes ces expériences prouvent seulement que l'arsenic qui est peu soluble dans l'eau et un peu plus dans les liquides faiblement acides, est soluble très lentement ; et que malgré une température élevée il faut très longtemps pour arriver à la saturation. On peut déjà déduire qu'il faut également un temps très long pour arriver à la dissolution complète, si la quantité d'arsenic est minime.

Pour arriver directement par expérience à déterminer ce dernier résultat, je me suis placé dans des conditions tout à fait opposées. Au lieu d'employer une quantité limitée d'eau et un grand excès d'arsenic, j'ai mis en contact des quantités thérapeutiques d'arsenic porphyrisé avec une grande quantité d'eau. Les vases étaient placés dans une grande bassine contenant de l'eau chauffée à 38°. Au bout de cinq heures d'agitation continuelle, tous les flacons contenaient encore un dépôt considérable d'acide arsénieux non dissous. Pour évaluer la quantité d'arsenic dissous dans ces conditions, je laissai bien déposer le liquide, puis j'en décantai la majeure partie. Le dépôt fut recueilli sur des filtres préalablement tarés, séché à l'étuve et pesé. En déduisant les chiffres trouvés des quantités employées j'obtins les résultats suivants :

260 grammes de l'eau dist. sur	0,05 d'arsenic ont dissous. .			0,0255
500 —	—	0,05	— — . ..	0,0295
1 litre	—	0,05	— a dissous . . .	0,0355
1 —	—	0,02	— — . .	0,0115
1 —	—	0,01	— — . .	0,0045
1 —	—	0,005	— — . .	0,0025

[1] Le problème de la vitesse de la solubilité n'est pas complètement résolu ; il faudrait multiplier bien plus ces expériences longues et minutieuses. J'avoue que, depuis que je les ai faites, le plan de mon travail a subi un changement.

Par conséquent les quantités, 0,25, 0,65, 0,85, 1,45, 2,05, 2,45 milligrammes ont résisté à la dissolution, malgré un grand excès d'eau et malgré l'agitation pendant cinq heures à la température de 38°.

Je commençai une expérience semblable en me servant d'une solution saturée d'acide hippurique dans l'ean distillée :

0,05 d'arsenic avec	1 litre	de solul.	hippurique.
0,05	—	500 gr.	—
0,02	—	500 gr.	—
0,01	—	500 gr.	—
0,005	—	500 gr.	—

Après cinq heures d'agitation, au bain-marie, à 38°, il restait dans tous les flacons de l'arsenic non dissous ; sa quantité à l'œil était moindre que dans l'expérience précédente, mais le filtrage et la pesée demandant un temps considérable, je n'ai pu l'exécuter.

J'ai abrégé autant que possible la description de ces opérations arides ; j'ai supprimé les calculs qui ne disent rien, et je ne donne que les chiffres nets de la fin des expériences.

J'espère avoir suffisamment démontré, qu'une quantité thérapeutique d'arsenic administrée deux fois par jour, à l'état solide, n'arrive pas à se dissoudre avant qu'une quantité nouvelle ne soit ingérée, de façon que l'estomac du malade en contient en permanence quelques parcelles qui ne peuvent que lui causer un préjudice qui va toujours en augmentant jusqu'au moment où l'intolérance obligera à suspendre le traitement.

Comme ce travail n'est qu'une ébauche, qui doit conduire à un autre infiniment plus considérable et plus précis et qui demandera plusieurs années, je comblerai les lacunes de celui-ci par d'autres expériences multipliées.

La solubilité difficile de l'arsenic est démontrée par les expériences toxicologiques de M. Rognetta qui, en expérimentant sur les chevaux, a trouvé que s'il est nécessaire d'administrer 45 gr. d'arsenic en poudre pour faire périr un cheval, 2 gr. en solution sont suffisants pour obtenir ce résultat. Le rapport est donc de 20 sur 1, c'est-à-dire que environ 19 vingtièmes d'arsenic restent dans le canal alimentaire à l'état non dissous.

DEUXIÈME PARTIE

I

DE LA FEUILLE DE NOYER DANS LA TUBERCULOSE

La feuille de noyer, le médicament populaire, tonique et dépuratif, a été étudiée chimiquement par M. Tanneret, pharmacien à Troyes, qui y a trouvé les mêmes principes que M. Braconot dans le brou de noix. Ces principes sont du tannin, de l'amidon, de la chlorophylle, de l'acide malique, de l'acide citrique, des sels et un principe amer et âcre qui a reçu le nom de juglandine, et sur la nature duquel on n'est pas encore d'accord. M. Tanneret le considère comme un alcaloïde, sans preuve à l'appui; ce pourrait être un glucoside. Toujours est-il qu'il est très instable, le contact de l'air le transforme en un corps noir, amorphe et insipide.

M. Govaerts, de Pont-à-Celle (Belgique), a fait une étude pharmaceutique complète de la feuille de noyer et de son extrait, et il est arrivé à des conclusions très importantes qui nous expliquent pourquoi les opinions sont partagées sur l'efficacité de la feuille de noyer et de ses préparations. La juglandine et le tannin sont très altérables à l'air, et les feuilles de noyer conservées depuis un an ont perdu non seulement leur amertume, mais leur astringence. Les extraits préparés dans des conditions différentes ont une composition extrêmement variable. On trouve même souvent dans le commerce de l'extrait préparé avec les feuilles de la chute automnale, qui est tout à fait inerte. Obtenu par l'évaporation à l'air libre, l'extrait perd beaucoup de ses propriétés. Comme la juglandine et le tannin sont solubles dans l'alcool, l'extrait alcoolique sera préférable, car on le prépare par la distillation pour ne pas perdre l'alcool. L'extrait de suc épuré de la feuille de noyer évaporé dans le vide, présente les plus grandes garanties : un extrait de ce genre est préparé par M. Granval, pharmacien à Reims.

La feuille de noyer et son extrait ont été employés par M. Négrier, à l'hôpital d'Angers pour combattre la scrofule. Le succès a été très remarquable : des enfants soumis à l'usage de la tisane de feuille de noyer ou à son extrait, à la dose de 40 centigrammes par jour, manifestaient les signes d'action de cette médication au bout de dix jours ; les petits malades étaient plus gais, plus tapageurs, leur appétit s'était considérablement amélioré. Aucun des dix-sept enfants soumis à cette médication n'a fait exception à cette règle générale.

M. Bouchardat se vante aussi beaucoup des succès qu'il a obtenus par l'usage de l'extrait de feuille de noyer dans le traitement de la scrofule. Il en porte la dose à 60 centigrammes et même à 1 gramme 80 par jour. MM. Michèle, Kreytzwald, Nasse (de Bonn), Bóggiali (de Turin), ont aussi reconnu son bon effet dans la scrofule, l'anémie et la leucorrhée. M. Pomayrol préconise la feuille de noyer dans la pustule maligne en application.

M'étant aussi bien trouvé de l'emploi de la feuille de noyer dans la scrofule, je n'ai jamais manqué de l'ordonner dans les cas où elle compliquait la tuberculose. Les effets obtenus m'encouragèrent. Les premiers effets que j'ai observés sur moi et sur mes malades est que la feuille de noyer agit comme un stimulant fixe. Une tasse de l'infusion produit le même effet qu'une tasse de thé ou une infusion de coca. Une seconde propriété, infiniment plus importante, est que chez les personnes par qui l'arsenic était mal toléré, l'association de la feuille de noyer ou de son extrait établissait constamment la tolérance même pour les doses élevées, c'est-à-dire 10 milligrammes à la fois. Cette circonstance m'a décidé d'associer l'extrait de feuilles de noyer d'une façon générale aux préparations arsenicales.

La troisième propriété, qui constitue désormais pour moi une indication, est l'emploi de l'extrait de feuilles de noyer à forte dose (3 à 5 grammes par jour) dans les poussées aiguës et suraiguës des tubercules, justement dans les cas où l'arsenic perd sa puissance. Dès le lendemain, on trouve le malade mieux, moins abattu, moins oppressé; la fièvre ne tarde pas à se modérer et au bout de peu de jours — de trois à huit — l'appétit revient habituellement.

En 1876, le *Bulletin Thérapeutique* a publié un article

de M. Luton, sur le traitement de la granulie par l'extrait
de feuilles de noyer. Il n'explique pas comment agit cet
extrait : Peut-être agit-il comme un tonique banal, relevant les forces intimes et sollicitant la nature médicatrice
à accomplir son œuvre, ou bien comme un spécifique qui
va détruire la vitalité du principe morbifique ?

Je serais tenté de lui attribuer des propriétés antiphlogistiques, ayant observé, dans maintes occasions, la
diminution de la fièvre et la chute de la température à la
suite de l'administration de l'extrait de feuilles de noyer.

Trois observations de M. Duboué, de Pau, et une de
M. Guenot, de Laroche-en-Breuil, sont venues confirmer
les assertions de M. Luton. Peu de temps après, j'eus
l'occasion d'appliquer ce traitement et d'assister à la
guérison de deux cas qui m'ont présenté tous les caractères d'une méningite tuberculeuse. J'ai rencontré plus
tard deux malades présentant les symptômes de la phtisie
aiguë et qui ont guéri après l'emploi de l'extrait de
feuilles de noyer.

Je ne crois pas avoir suivi un engouement irréfléchi
en employant l'extrait de feuilles de noyer dans le traitement des tuberculeux ; son action n'est pas aussi définie
et prouvée par les expériences du laboratoire que celle
de l'arsenic et elle ne pourra pas l'être tant que la chimie
ne nous aura pas procuré son principe actif à l'état de
pureté. L'expérience clinique de quinze années m'a presque constamment montré son efficacité.

II

DE L'IODOFORME DANS LA TUBERCULOSE

Une des indications très importantes, dans la tuberculose pulmonaire, est de calmer la toux et l'irritation de la muqueuse respiratoire. Les narcotiques y sont journellement employés malgré les inconvénients notables que chacun leur connaît.

Atténuer ces inconvénients ou remplacer leur emploi par un autre agent a été le sujet de mes recherches. J'ai trouvé ces propriétés désirées dans l'iodoforme, il y a six ans, et, depuis cette époque, cet agent est entré dans mon traitement des malades tuberculeux.

L'iodoforme a été découvert par Serulas et déterminé par Dumas. Sa composition est $C_2 H I_3$; c'est-à-dire analogue au chloroforme. Il est faiblement volatil, insoluble dans l'eau, soluble dans l'alcool, l'éther, le chloroforme, les huiles fixes et quelques essences. Par suite de sa volatilité il est absorbé par la peau et les muqueuses. Administré à la dose de 3 à 5 grammes il est toxique ; il produit d'abord une excitation, une sorte d'ivresse, puis l'anesthésie, le collapsus et la mort. Il contient 9 dixièmes de son poids d'iode ; et par cette raison, il a été pendant longtemps craint pour l'usage interne, mais son iode est si intimement lié, que l'iodoforme n'agit pas tant par l'iode, que comme composé formique. Dans l'organisme il se décompose à peine et la quantité décomposée s'élimine par les urines sous la forme d'iodure de sodium ; mais la plus grande quantité s'élimine en nature par les voies respiratoires. Sa saveur est douce, son odeur forte, pénétrante, safranée, il n'est nullement corrosif, pris à l'intérieur, il ne produit aucune irritation.

Bouchardat, le premier, l'introduisit en thérapeutique en 1836 et étudia son action dans le goître et la scrofule. Il le donne à la dose de 5 à 25 centigrammes. La meilleure forme est la forme pilulaire ou sa dissolution dans l'huile de foie de morue. Les propriétés de l'iodoforme ont été examinées par Maître, Moretin, Rhigini, Semola, Rummo, Czerny, Ciaramelli. Nous devons une bonne étude sur l'iodoforme à M. Sauvat (Thèse de Paris, 1883). Il agit :

1° Comme composé iodique ; 2° comme désinfectant, parasiticide et antizymotique ; 3° comme anesthésique cutané et muqueux, il se place avant le chloroforme. Moretin et Demarcais ont utilisé cette propriété dans les affections de l'utérus et du rectum. D'après mon expérience personnelle, je puis ajouter que, comme anesthésique de la muqueuse respiratoire, l'iodoforme devient actif à la dose de 4 à 5 milligrammes et que, même à 2 milligrammes, ses effets calmants se font déjà sentir. Son activité augmente jusqu'à 20 milligrammes par jour et il est inutile de dépasser cette dose [1].

L'action se manifeste aussitôt que le médicament est absorbé et que son odeur safranée commence à se faire sentir dans l'air expiré.

---

[1] S'il y a une affection concomittante, comme la scrofule, ou si l'on recherche en lui une action antiseptique ou cicatrisante, on peut l'administrer à des doses plus élevées, jusqu'à 25 ou 30 centigrammes. La meilleure préparation en ce cas est l'huile de foie de morue iodoformée qu'on peut aromatiser avec 10 ou 20 gouttes d'essece d'anis par litre.

L'action antiseptique et cicatrisante de l'iodoforme est bien connue en chirurgie. En médecine, j'ai observé sa propriété désinfectante plusieurs fois dans les affections accompagnées d'haleine fétide.

Cette propriété peut être mise à profit chez les porteurs de cavernes. Dans ces cas, l'iodoforme modifie et diminue mieux l'expectoration que tous les balsamiques connus. Je l'ai donné souvent à la dose de 25 centigrammes par jour et je n'ai jamais observé aucun symptôme fâcheux. J'en ai pris, dans un but expérimental, 25 centigrammes en une seule fois; j'ai alors éprouvé une chaleur assez vive dans l'estomac, laquelle fut calmée par l'ingestion de quelques verres d'eau et disparut après le repas dont la digestion n'a pas été troublée.

Si l'iodoforme possède des indications, je lui connais aussi une contre-indication : Dans les cas très aigus et fébriles, son activité est presque nulle, et dans ces états je lui préfère les béchiques et les narcotiques. Le professeur Semmola, de Naples, croit que personne, avant lui, n'a employé l'iodoforme dans la broncho-alvéolite caséeuse. Au début de la maladie il reconnaît à l'iodoforme une efficacité vraiment extraordinaire *(Siècle-Médical,* n° 17, 1881).

M. Rummo, également de Naples, dispute cette priorité ; il emploie les inhalations d'iodoforme associées à l'essence de térébenthine, il a noté la diminution du nombre des inspirations en même temps que la prompte et considérable diminution de la toux.

Aussitôt après la première séance la toux cessait pendant quelques heures et lorsqu'elle se manifestait de nouveau, elle n'avait pas la même intensité qu'auparavant.

En continuant les inhalations deux fois par jour il a vu disparaître complètement des toux qui duraient depuis plusieurs mois et qui avaient été rebelles à tous les traitements. Les râles étaient moins prononcés et dans certains cas finissaient par disparaître. Le murmure vésiculaire d'abord éloigné et rude se renforçait et perdait son caractère de rudesse. A la suite des inhalations, les malades ont un sommeil très calme. Il pense qu'il ne faut pas attribuer cela à l'action hypnotique du médicament, mais à son action anesthésique ; en effet les malades ne s'endorment pas pendant les inhalations, mais quelques heures après, quand ils ont regagné leur lit. En diminuant l'excitabilité des terminaisons du pneumogastrique, l'iodoforme diminuerait la toux ; alors les malades n'étant pas réveillés la nuit, jouissent d'un sommeil réparateur.

M. Davezac, de Bordeaux, a aussi constaté la diminution de la toux et l'action hypnotique des inhalations de l'iodoforme.

MM. Semola, Rummo, Davezac ont toujours constaté sur l'homme malade une chute notable de la température en employant les doses qui ne dépassent pas 1 gramme tandis que les doses élevées augmentent la température.

TROISIÈME PARTIE

I

PRÉPARATION DU MÉDICAMENT

Je crois avoir suffisamment démontré que l'arsenic à l'état soluble remplit une indication principale dans le traitement des malades tuberculeux; que la *feuille de noyer* qui possède aussi ses indications est douée de la propriété de faire tolérer le traitement arsenical à dose suffisante et pendant longtemps, enfin que l'iodoforme remplit une indication corollaire dans la tub e rc s pulmonaire. Le traitement que j'essaie de préconiser consiste surtout dans l'association de ces trois agents. La forme sous laquelle on présente les médicaments au malade joue un rôle important dans le résultat obtenu. — Si le malade doit prendre plusieurs médicaments d'une manipulation plus ou moins minutieuse, sa patience se lasse bientôt, et l'on est à peu près sûr que le traitement sera mal exécuté ; pour assurer sa bonne exécution, la forme pilulaire s'impose.

C'est là, du reste, la raison principale qui a vulgarisé l'emploi des granules d'arsenic. — Il est impossible d'introduire une solution en pilules, mais on peut tourner la difficulté. — Nous avons vu que l'arsenic dissous dans l'acide chlorhydrique donne des cristaux transparents, facilement solubles et qui ne deviennent plus opaques par les dissolutions et cristallisations ultérieures. On peut faire dissoudre dans l'arsenic ramené à cette forme l'extrait de noyer ; et en épaississant cet extrait par une poudre, conserver l'arsenic à l'état de dissolution au moins en très grande partie. Si, par l'effet du temps, les pilules se dessèchent, l'arsenic vitreux cristallisera ; mais sa solubilité six fois plus grande qu'à l'état de poudre, assurera sa prompte dissolution. On peut retarder la dessication des pilules en les vernissant avec une solution éthérée de baume de Tolu.

La formule ainsi que le *modus faciendi* que je prescris quelquefois est :

Extrait alcoolique de feuilles de noyer 10 grammes. — Introduire dans un mortier de porcelaine placé dans un bain-marie bouillant.

D'autre part, acide arsénieux en poudre 20 centigrammes. — Faire dissoudre dans un petit tube à expérience et dans la plus petite quantité possible d'acide chlorhydrique. La dissolution opérée, continuer l'ébullition pour chasser la majeure partie de l'acide ; verser la solution dans l'extrait maintenu chaud, en agitant ; rincer le tube avec quelques gouttes d'eau distillée à chaud et réunir à la première dissolution.

Incorporer dans l'extrait 0,20 centigrammes d'iodoforme en poudre fine.

Poudre inerte ou poudre de gentianne, Q. S.

Mêler et diviser en 200 pilules; vernir au Tolu.

La préparation indiquée ci-dessus est bonne et bien suffisante, bien qu'elle ne réunisse pas toute la rigueur voulue.

Mais pour ceux qui voudraient se servir couramment de ce médicament et qui disposent d'un pharmacien doublé de chimiste, voici le procédé que je conseille :

Les feuilles de noyer cueillies en pleine végétation (de juin à septembre) sont étendues à l'ombre pour les faire faner ; ensuite elles sont arrosées avec une solution étendue d'arsenic pour les faire revivre.[1]

Les feuilles arrosées fanent et sèchent de nouveau ; il faut achever rapidement leur dessication à l'étuve chauffée à 50°, et, en les retirant, profiter de leur grande friabilité pour les réduire en poudre grossière en les frottant contre un crible en fer. Cette poudre est tassée dans une caisse ou un tonneau et conservée pour l'usage à l'abri du contact de l'air.

Pour préparer l'extrait, on traite les feuilles par l'eau bouillante, dans un appareil à déplacement ; on reverse trois ou quatre fois le liquide écoulé pour le concentrer davantage et l'on a soin de couvrir l'appareil pour le préserver du contact de l'air. On achève d'épuiser en arrosant avec de l'eau bouillante en quantité nécessaire seulement pour déplacer la première infusion qui baigne

---

[1] La solution est préparée en dissolvant l'arsenic dans une petite quantité d'acide chlorhydrique ; puis on y ajoute de l'eau bouillante. La quantité d'arsenic doit être calculée à peu près double du nécessaire. Sachant que les feuilles vertes perdent en séchant 45 0/0 de leur poids, et que les feuilles sèches donnent à peu près 12 0/0 d'extrait, le calcul est fort simple. Cette quantité doit être de 2 gr. à 2 gr. 50 par kilogramme de feuilles fraîches.]

les feuilles. Il faut que la quantité d'eau premièrement employée ne dépasse pas le double du poids des feuilles.

L'infusion doit être conservée jusqu'au lendemain dans de grands flacons pleins et bouchés ; elle dépose des sels calcaires et habituellement elle est assez limpide pour dispenser de la filtration qui expose au contact de l'air.

L'évaporation doit se faire dans le vide par la distillation. Un appareil pneumatique n'est pas indispensable. On peut facilement monter un appareil à vide incomplet, par condensation. Il est composé d'un ballon plus ou moins grand placé dans un bain-marie ; il communique par un tube en verre avec un petit serpentin en étain qui est réuni en bas avec un récipient condensateur en tôle étamée très forte. Ce condensateur, d'une capacité au moins double de celle du ballon, est pourvu à sa partie supérieure d'une ouverture fermée par une soupape ouvrant en dehors et d'une tubulure latérale en communication avec le serpentin ; à sa partie inférieure, il possède un robinet placé à 2 centimètres du fond. Le même petit fourneau mobile peut chauffer à volonté le bain-marie ou le condensateur.

Le ballon étant rempli de l'infusion on chauffe le bain-marie jusqu'à l'ébullition. Pendant ce temps on ouvre le robinet du condensateur et, en soulevant la soupape, on verse de l'eau jusqu'à ce qu'elle coule par le robinet, que l'on ferme après avoir baissé la soupape.

Ces préparations achevées, on transporte le fourneau sous le condensateur, et, au bout de quelques minutes, un jet de vapeur s'échappe en soulevant la soupape. Le fourneau est reporté sous le bain-marie, et à mesure que la condensation de la vapeur s'effectue, une vive ébullition commence dans le ballon et continue régulièrement jusqu'à la fin, s'il n'y a point de fuite dans l'appareil. L'infusion préparée avec soin et conservée à l'abri de l'air ne doit pas contenir d'air en dissolution ; mais si l'on voulait se servir de cet appareil pour la condensation d'un liquide quelconque qui en contient, une bonne précaution serait de chauffer le bain-marie jusqu'à l'ébullition avant de faire le vide, afin de chasser de la dissolution les gaz qui le détruiraient partiellement. Si dans le courant de l'opération l'ébullition s'arrêtait, il faudrait ouvrir la soupape et le robinet, laisser s'écouler le liquide condensé, puis les refermer tous deux et faire bouillir de nouveau le condensateur.

L'extrait obtenu contient une quantité d'arsenic plus que nécessaire, il faut la déterminer très exactement. Les procédés analytiques donnés par les auteurs nécessitent des manipulations nombreuses et délicates ; avec beaucoup de temps et beaucoup de soin, on arrive au dosage très exact de l'arsenic dans un produit organique. Désireux de mettre le procédé à la portée de tous, je l'ai réduit à sa plus grande simplicité et brièveté, en supprimant la destruction du corps organique qui expose aux pertes et en réduisant les filtrations au nombre de deux.

De nombreuses analyses d'extraits additionnés de quantités connues d'acide arsénieux m'ont donné des résultats qui varient de fractions de milligrammes, absolument comme si l'arsenic n'avait pas subi de manipulations préalables. Ces différences peuvent donc être parfaitement négligées.

Voici la manière de procéder :

10 grammes d'extrait dissous dans l'eau distillée sont

additionnés de quelques gouttes d'une solution d'acide
sulfureux, pour ramener à l'état d'acide arsénieux une
partie de cet acide qui accidentellement aurait subi une
oxydation plus élevée. Le liquide est porté à l'ébullition
pendant quelques minutes pour chasser l'acide sulfureux ;
ensuite il est acidulé par l'acide chlorhydrique. Une
notable quantité d'extrait est alors précipitée, et pour
ne pas en être embarrassé dans l'opération suivante, il
faut l'éliminer par la filtration.

On recueille le liquide filtré dans un vase en verre
assez élevé et on lave le filtre avec de l'eau distillée
acidulée par l'acide chlorhydrique, pour ne rien redis-
soudre de l'extrait qui reste sur le filtre. Il va sans
dire que les eaux de lavage sont réunies au liquide
filtré. Ces liqueurs doivent être saturées d'hydrogène sulfureux qui précipite tout l'arsenic à l'état de
trisulfure As S_3 et une petite partie de matières organiques.

Le précipité est recueilli sur un petit filtre et lavé à
l'eau distillée qui lui enlève la majeure partie de la matière organique. Puis l'entonnoir est placé au-dessus
d'une capsule de porcelaine et le filtre est arrosé avec
l'ammoniaque qui dissout le trisulfure d'arsenic. La
liqueur filtrée est évaporée à sec au bain-marie et ensuite traitée par l'acide azotique fumant qui transforme
le trisulfure d'arsenic en acide arsénique As O_5 et détruit
la quantité minime de matière organique qui n'a pas
été éliminée dans les opérations précédentes. La solution azotique est de nouveau évaporée à sec au bain-
marie, puis redissoute dans une solution d'acide
sulfureux qui transforme finalement l'acide arsénique

As O_5 en acide arsénieux As O_3. La dissolution est portée à l'ébullition pour chasser l'excès d'acide sulfureux.

L'arsenic peut être directement dosé dans cette dissolution par la méthode titrée ; dans ce but il faut neutraliser le liquide par le bicarbonate de soude [1].

On ramène le volume du liquide à 100 centimètres cubes par une addition d'eau distillée. On en puise 10 centimètres cubes avec une pipette et l'on y ajoute 20 à 30 centimètres cubes d'une solution saturée de bicarbonate de soude et quelques gouttes d'une décoction d'amidon. On n'a qu'à verser avec une burette graduée de la liqueur iodée, jusqu'à la coloration persistante bleu violet.

La liqueur iodée s'obtient en dissolvant dans l'eau distillée, 12 gr. 7 d'iode pur et la quantité d'iodure de potassium nécessaire pour opérer la dissolution, on ramène ensuite le volume à 1 litre. Chaque centimètre cube de la liqueur iodée correspond à 4 milligr 95 d'acide arsénieux d'après la formule :

$$\text{As } O_3 + 2\,I + 2\,Na\,O = \text{As } O_5 + 2\,Na\,I.$$

Il faut essayer la liqueur iodée avec une solution titrée d'acide arsénieux et introduire la correction dans le calcul ; ou, par le tâtonnement, ramener la liqueur à son titre normal.

On a l'avantage de pouvoir recommencer plusieurs fois

---

[1] Non pas par le carbonate de soude qui a une action sur la liqueur iodée. La solution ainsi obtenue est constamment acide par suite de l'acide sulfurique qui se forme dans la réaction As $C_5 + 2\,SO_2 = $ As $O_3 + 2\,SO_3$; il suffit donc de le neutraliser par le bicarbonate de soude. Mais, si, par suite d'une modification quelconque dans le procédé, la liqueur était alcaline et par un autre produit que le bicarbonate de soude, il ne faut pas perdre de vue que l'opération serait manquée. Dans ce cas, il faudrait aciduler la solution par l'acide chlorhydrique et ensuite la neutraliser par le bicarbonate de soude.

le titrage et de ne s'arrêter qu'au résultat plusieurs fois répété.

On obtient le titre de l'extrait par une simple multiplication : supposons que les 10 centimètres cubes de la solution demandent 5,25 centimètres cubes de la liqueur iodée nous aurons $5,25 \times 0,00495 = 0,02583$ d'acide arsénieux dans 1 gramme d'extrait ou 25 gr. 83 dans 1 kilogramme. On inscrit ce chiffre sur le vase d'extrait et on calcule au moment de faire la masse pilulaire.

Si avec cet extrait on veut faire mille pilules contenant chacune 1 milligramme d'arsenic et 5 centigrammes d'extrait la proportion sera

$$x = \tfrac{1.000}{25,83} = 38,59$$

On formule donc :

Extrait arsenical.	38 gr. 60
Extrait simple.	11 gr. 40
Iodoforme.	1 gr. 00
Poudre.	Q. S.

Si on ne pouvait pas se procurer des feuilles de noyer fraîches, ou si on ne disposait pas d'un local nécessaire, on peut encore faire une préparation irréprochable en mélangeant la dissolution chlorhydrique avec une quantité d'acide arsénieux, calculée sur la quantité de feuilles sèches (1 gr. par kilogramme) dans l'infusion préparée par déplacement avant son évaporation.

Qu'on me pardonne d'insister encore une fois sur le bon choix de l'extrait, la moitié des succès en dépend.

II

MODE D'ADMINISTRATION

J'ai l'habitude de faire prendre d'emblée 10 pilules par jour, en deux fois, au début des principaux repas, si la maladie est arrivée à un degré avancé. A mesure que l'amélioration se manifeste, ce qui demande habituellement vingt à trente jours, je diminue graduellement jusqu'à 4 par jour. Cette dose doit être continuée pendant plusieurs mois en mettant des intervalles, qu'on a rarement lieu d'ordonner, le malade oubliant volontiers quelquefois son traitement. En tous cas il faut se tenir au courant des quantités et ne pas descendre à moins de 80 pilules par mois.

Si l'on a affaire à un sujet névrosique ou atteint d'une affection rénale, il sera bon de débuter par des doses moins fortes et d'augmenter assez rapidement en tâtonnant la tolérance et l'idiosyncrasie. Pour l'arsenic seul, c'est d'une grande nécessité, pour l'arsenic associé à l'extrait de noyer, c'est un excès de précaution bon à prendre, si l'état du malade permet la temporisation. En tout cas, si les symptômes d'action générale (diarrhée, pesanteur à l'épigastre, anxiété précordiale, etc.) se manifestaient, la suspension du traitement pendant deux jours et quelques infusions de feuilles de noyer ou de queues de cerises feraient disparaître les symptômes. On recommence alors par des doses plus faibles.

Si les symptômes n'ont pas encore de gravité, ou si

on se base sur des soupçons, le traitement à 4 ou 6 pilules par jour avec des intervalles sera dans la majorité des cas suffisant.

Si on n'obtient point d'amélioration avec la dose de 10 pilules par jour, ou si le cas est grave, il faut avec persévérance augmenter toujours environ de 4 pilules par jour toutes les semaines pour arriver à 30 dans les vingt-quatre heures. Je suis allé rarement jusqu'à cette dose, mais je ne vois pas d'inconvénient à aller jusqu'à la limite de la tolérance.

Il ne faut pas perdre de vue que l'arsenic est principalement indiqué dans les formes chroniques. Dans la phtisie torpide, même au troisième degré, dans la phtisie après la cinquantaine, il produit de très bons effets ; tandis que dans les formes éréthiques et dans la phtisie des enfants, ses avantages sont moindres, pendant que l'action de la feuille de noyer augmente proportionnellement. Il ne faut pas dans ces cas renoncer aux pilules, mais il faut se souvenir que la quantité d'extrait de noyer n'y est pas suffisante, il faut alors prescrire séparément, soit la tisane de feuilles, soit un vin à 30 ou 50 grammes d'extrait par litre. Le sirop d'écorces d'oranges amères avec 60 grammes d'extrait par litre, est une bonne préparation.

Dans ces cas, et surtout si la scrofule est concomitante, l'iodoforme est indiqué à une dose plus forte que celle que contiennent les pilules, on le donnera avec l'huile de morue.

Dans les poussées suraiguës, phtisies galopantes, caséeuses, pneumoniques, dans les soupçons de granulie, dans les méningites tuberculeuses, ni l'arsenic, ni l'iodoforme ne m'ont paru être efficaces, tandis que l'effet de la feuille de noyer exalte sa puissance ; je renonce donc aux pilules, et je me hâte de faire absorber de grandes quantités d'extrait de feuilles de noyer, dans une potion gommeuse, ou dans un vin généreux. La dose est laissée à la sagacité du praticien, le minimum est 3 grammes, je suis allé une fois jusqu'à 15 grammes dans un cas désespéré ; le malade est mort de sa méningite, sans présenter aucun symptôme étranger à sa maladie. J'ai porté deux fois la dose d'extrait à 10 grammes par jour dans des cas de méningite qui se terminèrent favorablement.

Le plus grand secret du succès est d'aller au-devant de la maladie et de la combattre avant qu'elle produise des lésions graves. Ici, la science médicale s'arrête ; mais mon travail serait incomplet si je ne franchissais pas cette limite. C'est surtout aux praticiens de campagne, simples comme moi, que je m'adresse. Nous connaissons nos clients, nous avons vu mourir leurs parents, naître leurs enfants, et nous savons où l'ennemi menace. Que de fois un sombre pronostic de probabilité nous a attristés !

Allons donc hardiment au-devant du mal, sans attendre qu'on nous appelle ; mais sachons sauvegarder notre dignité et surtout la dignité de notre noble profession en laissant l'intérêt de côté.

En agissant de la sorte, nous nous convaincrons que les tuberculeux sont curables toutes les fois qu'ils ne sont pas encore arrivés aux degrés avancés et que leur maladie n'est pas compliquée d'affections organiques ou fonctionnelles graves.

QUATRIÈME PARTIE

OBSERVATIONS

J'ai déjà eu l'occasion de traiter un grand nombre de tuberculeux ; plusieurs d'entre eux ont fait l'objet de notes assez complètes ; d'autres ne figurent dans mes notes qu'avec des détails sommaires. Quoi qu'il en soit, il m'a paru bon de diviser mes observations en un certain nombre de catégories.

1. Malades morts sans traitement régulier. 10
2.   —   malgré le traitement. 18
3. Malades guéris ayant présenté des lésions importantes.. 13
4.   —   dont le diagnostic était certain. . . . 22
5.   —   ayant présenté des soupçons sérieux. . . 31

                                            TOTAL. . . 96

Au point de vue du résultat du traitement :

Morts. 28
Vivants depuis plusieurs années avec leurs lésions. . . . 6
Guérison relative. 24
Guérison absolue. 26
Guérison qui ne dépasse pas deux ans. 12

                                            TOTAL. 96

Résultat par catégories.

1. Morts sans traitement régulier.		10
2. Morts malgré le traitement.		18
3. Malades graves.	Guérison définitive.	4
	Guérison relative.	6
	État stationnaire.	3
	Cas récents.	2
4. Malades moins graves.	Guérison définitive.	7
	Guérison relative.	9
	État stationnaire.	3
	Cas récents.	3
5. Malades sérieusement soupçonnés.	Guérison définitive.	15
	Guérison relative.	9
	Cas récents.	7
	Total.	96

Les malades qui n'ont présenté que des soupçons légers n'entrent pas dans ce compte.

Tout en ajoutant une grande importance à la puissance du nombre, j'ai pensé devoir laisser de côté les deux premières séries de faits. Ce n'est point que je veuille systématiquement passer sous silence les insuccès : je n'ai point la prétention de guérir tous les tuberculeux. C'est pour éviter au lecteur la fatigue d'une énumération un peu longue, surtout étant donné que les faits dont il s'agit n'ont qu'un rapport éloigné avec la thèse que je soutiens.

Je supprime même un grand nombre des observations des trois dernières catégories, surtout celles où l'insuffisance de notes diminue leur intérêt.

Je prie de ne pas perdre de vue que mes observations n'ont pas été recueillies pour servir à l'appui d'une thèse et qu'il m'est impossible de les rendre plus exactes sans les altérer, et de ne pas oublier aussi que je ne faisais point d'expérimentation, mais le traitement ; par conséquent, tous les moyens qui me paraissaient bons ont été employés. Je crois m'être suffisamment expliqué au commencement de ce travail, en disant que je ne considère pas le traitement que je préconise comme un spécifique, mais comme un puissant auxillaire, et, dans tous les cas, le traitement hygiénique et diététique a été ordonné et scrupuleusement surveillé.

Je n'ai pas fait figurer dans l'énumération qui précède la phtisie aiguë; peut-être est-elle aussi justiciable du même traitement. Je n'ose l'affirmer encore, bien que les deux faits suivants paraissent m'y encourager.

I

Malades supposés atteints de phthisie aiguë

OBSERVATION I. — Camille L., étudiant en médecine, venait de finir, en novembre 1880, son volontariat à l'hôpital militaire de Lyon, où une épidémie de fièvre typhoïde sévissait fortement. Le jour de son arrivée chez ses parents, il se sentit pris de frissons, de courbature et de mal de tête. Malgré cela il fit ce jour-là un voyage de 6 kilomètres. Il en revint très fatigué des secousses de la voiture, en proie à une grande fièvre et à des vertiges, au point qu'il fallut le descendre de voiture et le coucher. La nuit fut très mauvaise; il eut des cauchemars.

Le lendemain, à ma première visite, les symptômes observés et les commémoratifs ne me laissèrent point de doute sur la nature de la maladie. J'étais en présence de la dothiénentérie. L'évolution de la maladie fut régulière, rien n'y manquait, ni la fièvre avec sa marche ascendante et ses rémissions matinales, ni la diarrhée, les gargouillements et le météorisme, ni les taches rosées nombreuses à la fin du premier septenaire ; à tous ces symptômes se joignait un catarrhe bronchique.

La forme de la maladie était franchement adynamique, la langue était rouge et sale, la bouche fuligineuse ; le malade était abattu, mais avait l'intelligence saine ; il était devenu irascible, exigeant et soupçonneux.

Les particularités de cette maladie, furent une entérorrhagie qui débuta vers le quatrième ou cinquième jour, et fut suivie d'un abaissement de température qui ne se releva plus ; une sensibilité très marquée et superficielle s'étendant aux parois abdominales et aux cuisses, sensibilité tellement forte que la pression la plus légère, même le contact des couvertures, arrachait des plaintes au malade.

Le gargouillement, le météorisme et la diarrhée disparurent bientôt pour faire place à la constipation ; le ventre s'aplatit. La raie méningétique était très marquée et persistante ; la céphalalgie au lieu de diminuer s'accrut considérablement ; le sommeil se perdit ou fut entremêlé de rêves fatigants ; et le malade ne pouvait plus supporter ni lumière ni bruit.

Vers le quinzième jour de la maladie, je m'aperçus que les exacerbations, au lieu d'être vespérales étaient devenues matinales, je donnai alors un thermomètre au malade pour examiner sa température, et je pus de cette façon me rendre compte que les oscillations étaient paradoxales ; mais nous ne fîmes pas de tracé.

Cependant, après quatre semaines, la maladie parut en décroissance ; la douleur du ventre disparut peu à peu ; la fièvre persista, tout en restant modérée ; les exacerbations et les rémissions devinrent très irrégulières ; l'appétit revint exagéré, et occasionna plusieurs écarts de régime qui furent suivis d'indigestion.

Cinq semaines après le début, le malade commença à se lever ; mais son état de faiblesse était tel qu'il préférait rester au lit.

La faiblesse augmenta bientôt, et l'appétit qui, déjà, avait diminué, se perdit tout à fait. La figure prit une expression d'abattement et même de stupeur ; les réponses étaient lentes et incertaines.

Alors le malade refusa de se lever ; le mouvement fébrile toujours irrégulier s'accrut, les nuits devinrent mauvaises ; la transpiration arrivait vers le matin et quelquefois au milieu de la journée, s'il sommeillait ; la constipation augmenta ; une petite toux sèche attira bientôt mon attention ; la respiration devint accélérée et oppressée. L'auscultation me donna un murmure respiratoire rude et affaibli. Je me tenais en expectation devant cet état tout à fait insolite, quand un soir, je trouvai mon malade en proie à une anxiété vive, abattu, anhélant et très oppressé, avec des traits bouleversés, et livide de pâleur. Il me raconta alors, avec beaucoup de peine, que, quelques instants auparavant, se sentant très mal et éprouvant des frissons entrecoupés par une chaleur insolite, il avait consulté le thermomètre et trouvé une température de 41°, 8. Son pouls était précipité, petit, irrégulier et impossible à compter ; l'auscultation était également difficile ; je me bornai à prescrire des sinapismes et une potion avec 20 gouttes de teinture de digitale, et promis de revenir le lendemain matin.

Dans la nuit suivante, le père du malade vint me chercher en toute hâte. L... avait eu une hémoptysie considérable, avait rejeté plus d'un litre de sang et était très oppressé (quarante-trois respirations à la minute). Le pouls était extrêmement petit et faible. La toux revenait à de courts intervalles, rarement un peu de sang spumeux ; il n'y avait plus d'agitation, mais indifférence et abattement complets.

J'appelai en consultation le docteur Gautrelet, professeur de l'École de médecine de Dijon.

Il trouva le malade revenu de son état comateux, mais très oppressé, toussant constamment et ramenant un peu d'expectoration sanguinolente ; des bruits sonores mêlés avec des râles humides occupaient la base des poumons; à leur sommet on entendait quelques râles sous-crépitants et sibilants. Le docteur Gautrelet diagnostiqua une phthisie suraiguë, et prévint les parents du pronostic inexorable de cette maladie. Il ordonna de l'eau de Léchelle, de la tisane de lichen, du lait, du bouillon froid et une potion calmante, en me laissant toute liberté d'expérimenter l'extrait de feuilles de noyer. Le jour même j'en fis prendre au malade 5 grammes avec du sirop d'écorces d'orange amère, et continuer les jours suivants.

Le lendemain, dans la soirée, le thermomètre marquait 39°, 6; le malade extrêmement abattu, presque indifférent, prenait du bouillon avec goût et demandait de l'eau rougie. Il toussait sec ; les râles sous-crépitants fins du sommet s'entendaient mieux ; les râles sibilants et ronflants s'étaient étendus et multipliés ; et l'expectoration était moins colorée que la veille.

Pendant les cinq ou six jours qui suivirent, il y eut peu de changement dans l'état général. A l'auscultation, des bruits sonores font place aux râles muqueux ; les râles sous-crépitants du sommet deviennent moins secs. A la percussion les deux bases sont sonores, mais la matité occupe les sommets et surtout le sommet droit. La toux est moins fréquente, et l'expectoration plus abondante et muqueuse. Le malade est moins abattu et commence à s'intéresser des choses qui l'entourent. Il veut lire, mais la demi-obscurité dans laquelle il est tenu l'en empêche. Tous ses sens sont hyperesthésiés. La raie méningitique est marquée et persistante, et le contact de l'ongle excessivement douloureux. Le traitement à 5 grammes d'extrait de noyer est continué pendant huit jours ; puis la dose est reportée à 2 grammes. Je prescris en même temps l'arsenic dont je donne 9 milligrammes par jour en trois fois aux repas en solution chlorhydrique. L'état général s'améliore graduellement. Huit jours après l'hémoptysie, il n'y a plus de râles sibilants ; les deux poumons respirent bien à la base ; dans les fosses sous-épineuses, on observe le râle muqueux ; le sous-crépitant se trouve dans les fosses sus-épineuses, en avant, au-dessus et au-dessous de la clavicule. L'expectoration devient muco-purulente, la toux diminue et devient moins fatiguante. L'état général est bon ; le malade commence à se nourrir et se lève un peu.

Quinze jours après l'hémoptysie, le malade se lève presque toute la journée, mange convenablement, ne souffre plus et engraisse, un léger mouvement fébrile persiste la nuit, et la transpiration le matin. Il tousse moins, et son expectoration devient nummulaire.

A l'auscultation, les deux sommets présentent le râle caverneux, plus marqué à droite ; on ne rencontre plus que quelques craquements secs disséminés. Je supprime le traitement suivi jusqu'alors et le remplace par une ordonnance de 10 pilules par jour, contenant chacune :

Acide arsénieux soluble.	ãã 1 milligramme.
Iodoforme.	
Extrait de noyer.	5 centigrammes.

Ce traitement est continué jusqu'au commencement d'avril 1881, environ deux mois par conséquent. L'état général s'est amélioré guaduellement. Trois fois est survenue une petite exacerbation de toux qui fut calmée par les narcotiques et les révulsifs. De temps à autre quelques douleurs vagues se font sentir surtout à gauche, les deux sommets sont mats ; la voix y retentit. On entend toujours quelques râles muqueux plus marqués à droite, ainsi que des craquements. L'expectoration est moins abondante et moins purulente. Le malade observe rigoureusement son traitement et suit un bon régime hygiénique. Il est au courant de son état, mais il est convaincu qu'il est guéri.

Au commencement du mois d'avril, l'idée vint à L., d'aller, pour continuer ses études, à Paris, où une place d'externe l'attendait. Je ne parvins pas à le faire renoncer à ce projet ; mais j'obtins de lui qu'à son arrivée à Paris, il irait demander conseil aux professeurs Peter et Grancher. Il tint parole et revint le surlendemain dans sa famille, sans avoir pris son inscription, cédant ainsi aux sages avis de ces deux praticiens distingués. Il suivit religieusement les prescriptions du docteur Grancher, usant largement d'exercice, d'air, de lait et d'arsenic. En novembre de la même année, il entra comme interne à l'hôpital de Dijon. Au mois de juin de l'année suivante, je ne constatai, dans le sommet de son poumon droit, qu'un peu de retentissement de la voix, de rudesse et de faiblesse de la respiration. Le sommet gauche me parut normal. Aujourd'hui il tousse toujours un peu et s'enrhume facilement ; sa poitrine est restée délicate, mais l'auscultation ne relève plus aucun signe anormal. Le murmure vésiculaire est également doux des deux côtés, et les sommets respirent comme chez un sujet qui n'a jamais été malade.

. Bien que les signes observés au début de la maladie se rapprochent de ceux qu'on trouve dans les vingt-sept observations de M. Empis, il serait bien hardi de qualifier cette maladie de granulie. Je préfère admettre que le malade a été atteint de dothiénenthérie suivie d'une évolution de tuberculose à marche aiguë.

Obs. II. — Une autre observation toute récente et prise avec un soin minutieux doit prendre place ici. Pour elle je m'abstiendrai également d'interprétation, le traitement et non la doctrine faisant le sujet de ma thèse.

A l'Hôtel-Dieu de Lyon, salle Saint-Roch, nº 7, se trouve couchée la nommée Marie-Elise-Nathalie V. ; elle est âgée de 26 ans. Son père est mort paralytique à l'âge de 69 ans; sa mère a succombé, à 72 ans, des suites d'une affection pulmonaire qui a duré 15 ans. C'était une union consanguine. De leur mariage naquirent douze enfants, dont quatre sont morts de la variole et deux de cause inconnue. Nathalie V. est la plus jeune de la famille. Elle a la taille moyenne, les traits réguliers, la peau fine, la sclérotique bleuâtre, les pupilles dilatées, les cils longs, les cheveux fins et la physionomie sympathique.

Elle n'a point eu de maladies antérieures ; elle fut réglée à 14 ans, et depuis elle l'est très régulièrement et abondamment. Elle se maria à 21 ans, eut une fausse couche, et a deux enfants vivants dont le plus jeune est âgé d'un an.

Depuis le commencement du mois d'août, elle a mal à la tête, n'a pas d'appétit, éprouve une sensation de brisement et elle tousse

9 août. — La céphalalgie augmente et la malade est obligée de se mettre au lit ; elle continue de tousser et l'expectoration est presque nulle.

20 août. — Après avoir passé plusieurs nuits dans l'insomnie, le délire et les hallucinations, elle entre à l'hôpital. Elle a le facies abattu, la langue grisâtre et rouge sur les bords ; elle n'a point de diarrhée, l'abdomen n'est pas sensible ; elle n'a pas de gargouillement, de météorisme, de borborygmes, ni de tâches rosées ;

elle se plaint seulement de mal de tête, d'insomnie et d'hallucinations.

24 août. — A part trois taches rosées dans la fosse iliaque droite, il n'existe point de symptômes dothéinentériques; la malade est abattue, sa face est rouge, ses yeux sont battus et sa physionomie est typhique. Dans les poumons on remarque quelques râles sibilants; la poitrine est sonore.

25 août. — Pouls 88. Respiration 24.

Température 39°2, le matin ; 40° 1, le soir.

Dans le poumon droit, râles sibilants ; dans le poumon gauche, râles sonores nombreux ; respiration rude.

Une toux férine, fréquente et sans expectoration ; de l'oppression ; la langue est saburrale et humide, l'intelligence est légèrement obnubilée ; le mal de tête persiste ainsi que l'insomnie, mais toujours pas de gargouillements dans la fosse iliaque droite.

27 août. — Pouls 100, respiration 36.

Température 39°,7 le matin ; 40° le soir.

Même état général ; point de taches nouvelles, même les anciennes ne paraissent pas ressembler aux taches lenticulaires, garde-robe naturelle, moins de râles à la base des poumons, mais plus haut et surtout aux deux sommets, râles musicaux nombreux, nuit agitée. Traitement :

Sulfate de quinine.	0,50	Diviser en 4 pilules
Poudre de digitale	0,25	à prendre dans
Excipient. . . . . Q. S.		la journée.

Sur ma proposition on ajoute à ce traitement :

Extrait de feuilles de noyer.	5 grammes.
Vin de malaga..	100 —

28 août. — Pouls 100, respiration 34.

Température 37°,4 le matin ; 39°,7 le soir.

Oppression notable, râles sibilants dans la fosse sous-épineuse droite; dans le reste des deux poumons, râles humides. La rate paraît augmentée de volume ; léger nuage d'albumine dans le urines, constaté par l'externe de service, mais pas par moi depuis.

Le soir, état général meilleur. Même traitement.

29 août. — Pouls   84   le matin,   96   le soir.

Respiration 24   —   28   —

Température 38°,1   —   39°,6   —

La malade a passé une meilleure nuit ; elle a vomi dans la matinée en toussant. La face est vultueuse, les yeux battus, la langue humide et large conserve l'empreinte des dents et est recouverte d'un enduit jaunâtre très accusé. Point de taches rosées ni d'autres symptômes dothiénentériques, quatre selles diarrhéiques, éruption sudorale manifeste. La tache cérébrale se développe vite, devient large et persiste trois minutes. La sonorité de la poitrine est normale à gauche, diminuée à droite et en bas. Râles muqueux abondants dans les bases, sibilants aux sommets. Toux plus fréquente, moins sèche, quinteuse. Même traitement, de plus, tisane de feuilles de noyer.

30 août. — Pouls   82   le matin,   98   le soir.

Respiration 24   —   26   —

Température 38°   —   39°,3   —

L'état général est meilleur, l'expression de la figure est plus normale, quoique abattue, la malade a eu plusieurs vomissements glaireux et une selle diarrhéique. La dyspnée est moins prononcée ; des râles muqueux se font entendre dans toute la poitrine. La malade est examinée avec le plus grand soin, absence de symptômes dothiénentérique ; foie et rate à l'état normal ; ventre légèrement retracté, mais pas sensible. — Traitement : les pilules de sulfate de quinine et digitale sont supprimées. L'extrait de feuilles de noyer officinal est remplacé par l'extrait de suc épuré, évaporé dans le vide, que je dois à l'obligeance de M. Grandval, de Reims; cet extrait est donné à la dose de 5 grammes par jour dans 100 grammes de vin de Malaga.

31 août. — Pouls   100   le matin,   100   le soir.

Respiration 24   —   31   —

Température 38°,4   —   38°,9   —

Le matin, les yeux sont battus, la langue est plus propre, et la toux plus sèche, mais point d'expectoration. Les râles sont moins abondants et moins humides, les râles musicaux persistent dans les sommets et surtout dans le sommet droit. Les signes stéthoscopiques sont d'une grande mobilité, ce qui me paraît être d'un pronostic favorable. Toujours signes négatifs du côté de l'abdomen, point de selle. La malade n'a pris que du bouillon depuis le commencement de sa maladie, elle prend un peu de lait, mais le vomit immédiatement avec un peu de sang.

Le soir, accroissement du mal de tête, vomissement, deux selles, toux humide, quinteuse, petite expectoration spumeuse, oppression plus forte, un point douloureux en bas et en dehors du sein droit, un peu moins de bruits dans la poitrine, bouffées de râles sous-crépitants très fins dans la fosse sus-épineuse droite, résonnance de la voix plus marquée au sommet droit avec inspiration rude et expiration prolongée.

1er sept. — Pouls   88   le matin,   116   le soir.
           Respiration   32   —   34   —
           Température 37°,9   —   39°,2 —

La figure est meilleure; le point de côté a disparu; la toux est moins fréquente. On remarque quelques râles en avant, des deux côtés; en arrière, au sommet droit, la matité est complète; le poumon droit respire peu et le gauche est plein de râles. Point de vomissements, ni de diarrhée.

2 sept. — Pouls   84   le matin   82   le soir
          Respiration   33   —   35   —
          Température 38°,2   —   39°   — .

Point de vomissement, selle moulée, pouls petit, filant. Les bruits des poumons semblent atténués; la résonnance de la voix est presque normale, quoique plus accusée à droite.

3 sept. — Pouls   82   le matin   86   le soir
          Respiration   32   —   26   —
          Température 37°,5   —   38°,8   —

État général bon, pas de vomissement, pas de selle, plus de stupeur, mais toujours expression typhique de la figure; absence complète de symptômes dothiénentériques; plus d'oppression, persistance de la toux et expectoration gommeuse.

4 sept. — Pouls   82   le matin   84   le soir
          Respiration 25   —   30   —
          Température 37°,9   —   38°,2   —

Point de selles, ni de vomissements, ventre souple, respiration meilleure, oppression moindre, persistance de la toux et expectoration muqueuse. Dans les bases, point de bruits; dans les sommets, râles sibilants, en avant et en arrière. Le sommet droit est toujours plus pris ; on y entend le râle sous-crépitant fin.

5 sept. — Pouls 80 et respiration 28, le matin.
          Température 38° le matin; 37°,8 le soir.

L'état général est bon, mais la figure a pâli; la malade essaye de manger de la soupe, et ne peut pas. Point de vomissement, selle naturelle, crachats purulents, respiration bonne en bas et au sommet gauche, matité au sommet droit, retentissement de la voix; inspiration rude, expiration à peine perçue, râles sous-crépitants surtout en avant. L'affection, qui était très mobile, et dont les signes stéthoscopiques, mentionnés jusqu'à présent, étaient si faibles que la plupart du temps ils soulevaient la discussion de l'assistance, est définitivement fixée au sommet droit. La dose d'extrait de feuilles de noyer est portée de 5 à 3 grammes par jour, toujours dans 100 grammes de vin de Malaga; on prescrit également 100 grammes de vin de quinquina.

6 sept. — Pouls 80, respiration 26,
          Température 36°,8 le matin; 37°,6 le soir.

La malade mange du potage et du poulet et accuse de l'appétit. Le sommet droit est toujours mat. Pendant une grande inspiration qui précède la toux on peut entendre distinctement un craquement dans la fosse sus-épineuse droite. Quelques crachats purulents et pas d'autres particularités à noter.

Du 6 au 14 je me suis absenté. A mon retour je trouve sur la feuille d'observations les renseignements suivants :

7 sept. — Pouls 80, respiration 24,
          Température 37°,1 le matin ; 36°,6 le soir.

8 sept. — Pouls 100, respiration 32,
          Température 37,5° le matin; 38° le soir.

Appétit ; point douloureux à la pression, grande faiblesse, ver -
tiges et toux fréquente la nuit.

10 sept. — Pouls 100, respiration 28,
       Température 37°,6 le matin ; 37°,1 le soir.

11 sept, — Pouls 116, respiration 28,
       Température 37°,5 le matin ; 37°,2 le soir.

12 sept. — Pouls 108, respiration 32,
       Température 37°,8 le matin ; 37°,6 le soir.

14 sept. — Pouls 100, respiration 30.

L'état général de la malade est bon ; l'appétit suffisant ; tous
les jours elle a une selle. Les nuits sont bonnes, mais le mal
de tête persiste, augmente même. Elle est prise de vertiges aussitôt qu'elle s'assoie ; ne peut toujours pas se lever. Dans la
poitrine, on ne trouve rien, mais dans la fossette semi-lunaire,
on entend de petits frottements très distincts, et en arrière une
submatité légère avec une petite résonnance de la voix.

15 sept. — Pouls 108, respiration 28.

Sous la clavicule droite, respiration soufflante, expiration prolongée ; quelques râles fins à l'inspiration ; léger chuchottement
de la voix basse, toux quinteuse, expectoration muco-purulente ;
craquements moins nombreux et plus faibles que la veille.

16 sept. — Pouls 122, respiration 34.

Dans la fosse sous-épineuse gauche, respiration soufflante, expiration prolongée, râle sec au sommet, craquements très nets
au-dessus et au-dessous de la clavicule ; état général bon, mais
toujours impossibilité de se lever et de sortir. Comme traitement,
en plus de l'extrait de noyer, je fais prendre à la malade 10 pilules d'arsenic et noyer aux deux principaux repas, et je lui
prescris également de faire plusieurs fois dans la journée une
série de vingt inspirations très profondes.

18 sept. — Pouls 100, respiration 34.

Sous la clavicule droite, à la partie interne, craquements nombreux.

20 sept. — Pouls 82, respiration 28.

Mêmes craquements, et légère submatité dans les mêmes points.

Le mal de tête, constant jusqu'à présent, se calme. En arrière, matité dans la fosse sus-épineuse droite.

La malade se lève pour la première fois.

24 sept. — Les craquements sont moins manifestes, et la sonorité est la même des deux côtés sous les clavicules. En arrière la matité a disparu ; on constate seulement de la différence dans la tonalité de la percussion. La malade qui est descendue la veille au jardin, refuse de se lever.

27 sept. — État général bon, et, localement, grande amélioration. Les craquements sous-claviculaires ont disparu, seulement on perçoit en ce point une respiration plus rude. La malade se lève plusieurs fois par jour, se promène, mange et dort bien.

29 sept. — Les phénomènes stéthoscopiques semblent avoir disparu. La malade, qui n'a pas bien maigri, reprend son embonpoint ; les forces reviennent, mais la face est encore pâle et les lèvres décolorées ; elle a quelques palpitations et le souffle vasculaire doux.

30 sept. — La malade sort de l'hôpital en bon état. L'appétit et les digestions sont bonnes ; mais ce que je n'ai pu observer la veille, le souffle rude existe toujours sous la clavicule droite, à la même place ou six jours auparavant on entendait encore des craquements nombreux. En arrière, la voix chuchotée est facilement perçue ; et l'on entend une expiration prolongée qui pourrait bien tenir à la grosse branche. Je recommande à la malade des soins hygiéniques, des lotions froides, la gymnastique respiratoire. Je lui recommande également de continuer les pilules à la dose de 6 par jour. L'extrait de noyer est suspendu.

8 octobre. — L'état général est très bon ; le point sous-claviculaire droit est toujours le siège d'une respiration rude, et après la toux on peut entendre quelques craquements qui me décident à faire dans cette région une cinquantaine de points de feu.

16 octobre. — Les croûtes de la cautérisation sont tombées. Dans le point signalé, on ne trouve plus ni matité, ni expiration prolongée, ni même le retentissement anormal de la voix. Seulement la respiration y est plus rude que partout ailleurs. Le traitement est régulièrement continué ainsi que les soins hygiéniques, la gymnastique respiratoire et les lotions froides.

II

Malades ayant présenté des symptômes de lésions graves

Obs. III. — Madame B. est une personne grande, maigre, âgée de 52 ans, mariée avec un homme inférieur comme intelligence, mais riche ; grâce à un esprit très cultivé, elle a su se créer un intérieur très heureux. Elle n'a point eu d'enfant, mais elle a élevé supérieurement les deux fils de son mari.

Madame B. compte une dizaine de tuberculeux dans sa famille. Son tempérament est nerveux, mais elle sait se rendre maîtresse de ses nerfs. Au mois de décembre 1871 je fus appelé pour une toux opiniâtre, sans fièvre, accompagnée de névralgie sous-claviculaire gauche et de douleurs erratiques dans la poitrine. J'appris que la malade était depuis trois ans sujette à ces rhumes toujours accompagnés de douleurs thoraciques, et qu'on la traitait surtout par les révulsifs. Ses rhumes duraient rarement moins de deux mois, et dans les intervalles la malade toussait constamment, je ne trouve rien à la base de la poitrine, mais les sommets sont mats en arrière comme en avant. Les battements du cœur s'entendaient fortement en arrière ; le retentissement de la voix et la pectoriloquie aphone étaient très manifestes. L'expiration était prolongée des deux côtés ; et à gauche on trouvait plusieurs craquements, longs, frottants, groupés à la partie externe de la région sus-épineuse et s'entendant jusque dans l'aisselle.

La voix était enrouée, le larynx sensible à la pression et la déglutition douloureuse. La toux était sèche et saccadée ; l'expectoration nulle.

Madame B. a la conviction tranquille d'être poitrinaire ; elle a soigné plusieurs personnes de sa famille qui sont mortes phtisiques ; sa mère présentait les mêmes symptômes au début de la

maladie dont elle est morte. Je ne cherchai pas à combattre cette
calme résignation, mais à convaincre ma malade de la curabilité
de la tuberculose. Je lui parlai de mon état et je finis par l'associer à mon traitement et à mes espérances. Ce traitement consistait en 5 gouttes d'une solution chlorhydrique d'acide arsénieux
au 1/100 aux deux repas, et de tisane de feuilles de noyer pour
boisson. La tisane fut rendue de plus en plus concentrée et le
nombre des gouttes de la solution fut porté graduellement à
20 par jour. Je lui recommandai aussi la gymnastique respira -
toire [1].

La malade trouvant la tisane à son goût exécutait très exactement le traitement. Aussi n'allais-je la voir que de loin en loin, et
chaque fois, c'était pour moi l'occasion de constater une amélioration dans son état général. L'état local était presque le même au
bout de trois mois, sauf que les craquements avaient disparu et
que la malade oppressée habituellement, respirait avec une grande
facilité.

Je lui fis diminuer la dose d'arsenic et la fixai à 12 gouttes,
soit 6 milligrammes, avec des intervalles dans son administration.

Il n'y eut point de rechute jusqu'au mois de juin 1874. A cette
époque elle commença à avoir des douleurs erratiques dans tout
le côté gauche.

Ma proposition de lui faire des pointes feu ne lui ayant pas plu,
je lui fis quatre cautères à la pâte de Vienne de 1 centimètre de
diamètre, deux au-dessus et deux au-dessous de la clavicule.

Une bronchite légère présentant son maximum d'intensité aux
sommets se déclara et dura pendant une vingtaine de jours; à sa

---

[1] Le procédé qui me paraît le plus avantageux pour développer le poumon
consiste en mouvements d'élévation et d'abaissement des bras, comme dans
la natation, avec cette différence que le rhythme est interverti. L'élévation
doit durer quatre temps pendant que l'abaissement ne dure que trois temps.
Le mouvement d'élévation se fait dans un plan plus postérieur que dans la
natation, afin de tendre plus efficacement les muscles inspirateurs. On inspire
pendant l'élévation des bras et on expire pendant l'abaissement. Pour un com-
mençant, il est presque impossible de faire vingt mouvements de suite, mais,
par l'habitude, on arrive à en faire 60 en 6 minutes. Cette respiration forcée
produit une ébriété agréable que je compare à celle du protoxyde d'azote.

suite je ne constatai pas d'aggravation dans les symptômes stéthoscopiques de la tuberculose. Ainsi, pour tout traitement, en
deux ans et demi, la malade a absorbé trois grammes d'arsenic et
fait un usage journalier de tisane de feuilles de noyer.

En novembre 1874, une névralgie sous-claviculaire, précurseur
de la bronchite revint. Trois vésicatoires de 2 centimètres au
carré, pansés avec 1 centigramme de morphine, un tous les jours,
et une potion calmante firent les frais du traitement. La toux ne
dura que quelques jours.

Une nouvelle rechute survint en janvier 1877. Cette fois ce fut
le larynx qui supporta le choc ; il était douloureux au toucher, la
déglutition très pénible et la voix fut très enrouée pendant trois
semaines environ. Il y avait quelques râles sibilants et sous-crépitants à la partie moyenne et inférieure des poumons, mais rien
aux sommets. A cette époque les sommets étaient complètement
silencieux, ils conduisaient les sons comme un corps solide ; la
percussion y était absolument mate ; ils avaient manifestement
diminué de volume ; les creux semi-lunaires et sous-claviculaires
étaient considérablement enfoncés et les clavicules saillantes [1].

Madame B... continuait une existence paisible et heureuse,
lorsqu'une mort subite qui frappa son mari, en 1882, la jeta dans
un découragement profond. Cette catastrophe jointe à d'autres
peines matérielles et morales la poussèrent à se retirer dans sa
famille où elle mourut d'une cause qui m'est restée inconnue.

OBS. IV. — Marie V. est une fillette de 12 ans. Au mois de
mai 1877, je fus appelé près d'elle pour une perte utérine datant
de quatre jours. Je la trouvai grande, mince, avec des membres

---

[1] Il est regrettable que cette observation n'ait pas été prise avec plus de
détails ; cependant j'ai encore bien présent à la mémoire et les vomissements
alimentaires et les sueurs nocturnes et le retour journalier de la fièvre et l'expectoration purulente ; tous symptômes non relatés, mais bien suffisants pour
me convaincre que ma malade était bien atteinte de tuberculose avancée.

Cette guérison relative m'a encouragé à continuer l'emploi du traitement
que je préconise ; de plus elle a popularisé l'arsenic dans la localité et les
environs.

grêles, les chaires molles, les cheveux fins, les cils longs, et les ongles bombés. Elle était réglée depuis un an, régulièrement et très abondamment ; depuis trois mois les règles constituent une véritable perte. Son père et sa tante maternelle sont morts phtisiques ; sa mère est faible de poitrine et malportante. Le caractère de cette femme étant aigri par son état maladif et son extrême pauvreté, elle devint dure pour sa fille, la força à travailler et lui reprocha sa nourriture. La pauvrette, outre les privations, ne cesse de pleurer et d'user sa santé dans un travail au-dessus de ses forces.

Malgré tous mes efforts, les ménorrhagies revenaient tous les mois et m'obligèrent de recourir aux hémostatiques et aux fortifiants. L'organisme de ma petite malade était doué d'une vitalité extraordinaire, un peu de toniques et d'analeptiques réparaient facilement les forces perdues ; mais à la longue, l'hérédité aidant, apparurent les symptômes pulmonaires ; des rhumes fréquents sans coryza, une toux férine, des douleurs erratiques dans la poitrine, de l'anoréxie et des vomituritions en toussant.

Au mois de mars 1878, je constate une expiration prolongée et un affaiblissement du murmure vésiculaire ; au mois de mai, de la submatité aux deux sommets surtout prononcée à gauche et de la rudesse de la respiration. Sans plus tarder je commence à faire prendre à la malade quatre pilules d'arsenic et noyer et de la tisane de feuilles de noyer. Une amélioration se manifesta ; mais après chaque perte menstruelle les symptômes pulmonaires s'accentuaient davantage. Les pertes duraient quinze jours et pendant les quinze jours suivants il était impossible de regagner le terrain perdu.

Au mois de septembre 1878, il y avait des craquements secs et une pleurésie partielle à gauche. Je fis continuer presque sans interruption les pilules d'arsenic, l'ergotine ; les toniques et la révulsion iodée presque en permanence. Tous les moyens que j'employai pour combattre la ménorrhagie échouaient.

En décembre 1878, convaincu que la perte était due à un état organique, je proposai un examen utérin qui fut refusé. Cepen-

dant les pertes s'atténuèrent un peu jusqu'au mois d'août 1879.
L'état général s'était notablement amélioré pendant cet intervalle,
et l'état local du poumon avait subi aussi une amélioration ; les
craquements avaient disparu, le sommet droit était sonore à la
percussion, le gauche conservait de la matité ; l'expiration était
soufflante des deux côtés et l'inspiration rude, en avant comme
en arrière ; la voix retentissait surtout à gauche.

En août 1879, une perte considérable revint et dura plus d'un
mois. La malade avait une névralgie du deuxième espace inter-
costal gauche et un point dans la région sous-épineuse gauche.
Les craquements reparaissaient à gauche et en arrière et dans les
régions sus et sous-clavicataire droites. Les pertes s'atténuaient,
mais ne cessaient plus ; au moment du redoublement menstruel,
une sérosité rouge suintait dans les aisselles. Une nouvelle proposition d'examen fut repoussée comme la première.

Au mois de mars 1880, la malade eut plusieurs hémoptysies
peu abondantes ; elle perdit ses forces et pouvait à peine se lever ;
elle avait de la fièvre avec des redoublements irréguliers, des
sueurs nocturnes, une toux très fatiguante avec une faible expectoration muco-purulente.

J'appelai en consultation le regretté docteur Dugast, de Dijon,
qui décida la jeune fille à se laisser examiner. Nous trouvâmes
un abaissement du col dû à son allongement ; l'hystéromètre
donnait 7 centimètres 5, et en le promenant on pouvait sentir
qu'il cheminait sur une surface rugueuse. La cautérisation intra-
utérine avec une solution saturée de nitrate d'argent fut faite
séance tenante, et le col fut fortement cautérisé avec le crayon.
L'opération dut être renouvelée de quinze jours en quinze jours.
Après la première, la perte s'arrêta et les règles ne revinrent
plus pendant trois mois. Le traitement par les pilules d'arsenic et
noyer, à la dose de huit par jour, fut régulièrement suivi, et les
symptômes inquiétants disparurent peu à peu.

Les règles revinrent au mois de juin abondantes, mais pas en
perte. Je n'avais pu faire que quatre cautérisations à des intervalles irréguliers. La malade reprit des forces et un bon aspect,
alla travailler à la couture et se nourrit convenablement. Elle

faisait des lotions froides, des courses au grand air et de la gymnastique respiratoire.

Au mois de février 1881, elle n'avait plus de craquements dans
les sommets ; le droit était sonore et respirait normalement, le
gauche un peu mat conservait une expiration prolongée. Les
pertes menstruelles allaient en augmentant, mais tout se passa
assez bien jusqu'au mois de septembre 1881. A cette époque, la
mère de ma malade se remaria avec un homme plus dur et plus
brutal qu'elle-même, qui fit à ma malade une vie pénible. Elle
perdit sa tante qui était son seul soutien et se livra au désespoir.
Ses parents lui confisquèrent ses médicaments et lui en interdi-
rent l'usage.

Les pertes revinrent ainsi que les hémoptysies, la fièvre, les
sueurs et la diarrhée. Dans cet état la malade était envoyée en
journée, et, matin et soir, était obligée de faire tout l'ouvrage de la
maison et de préparer les repas ; on la logeait dans un cabinet
qui n'avait pas 10 mètres cubes d'air moisi, où les dalles étaient
gluautes d'humidité.

Au mois de décembre, quand la malade ne put plus se lever,
on m'appela de nouveau. En dehors des symptômes déjà observés je trouvai au sommet gauche des râles sous-crépitants fins
et à droite des craquements secs, il n'y avait rien à la base des
deux poumons. La toux était très fatiguante et l'expectoration
muco-purulente, la fièvre continuelle et les sueurs nocturnes abondantes. J'appris par l'oncle de la malade que les médicaments que
je donnais n'étaient pas administrés et que défense était faite à
la malade de s'en plaindre. Cependant cet oncle se chargea de
donner à la malade, en cachette, des médicaments et quelques
aliments réparateurs. Quand elle put se lever, elle alla chez lui
se nourrir et se soigner ; j'ai pu, par son intermédiaire, faire encore cinq cautérisations qui arrêtèrent les pertes. D'un autre côté,
ses parents changèrent de logement et la malade occupa une
chambre convenable au premier étage. Elle se soigna régulièrement et son état ne tarda pas à s'améliorer.

En septembre 1882, je pus l'examiner pour la dernière fois, et
ne trouvai pas de bruits anormaux dans les poumons ; la respi-

ration était un peu soufflante et voilée, le retentissement de la voix était augmentée, la percussion me parut donner le son normal. Depuis j'ai donné à la malade quelques conseils par l'intermédiaire de son oncle qui me tient au courant de son état. Sa santé ne s'est plus dérangée, bien au contraire, elle s'est affermie.

J'attribue ici le succès obtenu à plusieurs reprises, malgré des conditions défavorables, à l'intégrité de l'appareil digestif, à une énergie considérable des fonctions de nutrition, ainsi qu'à l'absence des prédispositions aux bronchites.

Obs. V. — Marie A... est âgée de 18 ans. Son père est mort phtisique; sa mère est hystérique. Elle-même est chloro-anémique. En 1872, un traitement ferrugineux lui fit disparaître une toux fréquente, mais elle n'en conserva pas moins la poitrine délicate. En 1875, elle devint grosse et accoucha dans des circonstances irrégulières qui retentirent péniblement sur sa santé. La toux alors augmenta, elle eut de fréquentes hémoptysies et des douleurs intercostales, la respiration devint rude ; à gauche des râles fins et des craquements se firent entendre; l'expectoration devint abondante et muco-purulente ; elle eut des sueurs nocturnes et perdit l'appétit [1].

Bientôt elle quitte la maison de ses parents et se place dans une maison où l'on a soin d'elle. Là elle boit constamment de la tisane de feuilles de noyer et prend l'arsenic en solution à la dose de 5 à 10 milligrammes. Au bout d'un mois, les fonctions digestives se font bien, les sueurs disparaissent et les forces augmentent. Après trois mois de ce traitement, le sommet du poumon droit était redevenu normal ; mais le gauche conservait encore de la matité et de la résonnance de la voix : il n'y avait pas d'autres symptômes stéthoscopiques. Cependant la toux persiste encore avec une expectoration muqueuse peu abondante. Je fais conti-

---

[1] J'ai vu mourir six jeunes femmes qui se sont tuberculisés pendant l'état puerpéral ou chez qui la maladie enrayée pendant cette époque prit après l'accouchement un nouvel essor.

nuer l'arsenic à la dose de 5 milligrammes. Un an après le début de ces accidents, elle se maria avec le père de son enfant qui lui apporta une certaine aisance. Je la perdis alors de vue, et ne la revit qu'en 1880 ; je l'auscultai alors et je trouvai que le sommet gauche ne respirait toujours que faiblement. Elle ne toussait pas beaucoup et ne s'enrhumait pas souvent, mais en somme, l'état général était assez faible ; elle était atteinte de leuchorée, mais sans affection utérine. Je l'engageai de ne la traiter que par des soins hygiéniques et un régime tonique. En 1882, j'appris qu'elle allait fort bien, qu'elle s'était considérablement fortifiée et qu'elle avait eu deux nouveaux enfants, sans que les accidents pulmonaires se soient réveillés.

Obs. VI. — Françoise L..., couturière, âgée de 26 ans. Parents vieux non tuberculeux. En mai 1875, elle eut des accès de suffocation, j'ai constaté une respiration rude, une expiration prolongée, une toux sèche et les pommettes rouges. Elle était d'ailleurs menstruée régulièrement et assez bien portante. Soumise pendant un mois au traitement arsenical, à la dose de 5 milligrammes par jour, elle fut bientôt complètement rétablie. En 1877, elle se marie et a un enfant qui meurt du croup. Mal portante depuis son accouchement, accablée par le chagrin que lui cause cette perte, elle voit sa santé s'altérer, et finalement quand je la revois elle était franchement tuberculeuse. On entendait des craquements manifestés aux deux sommets et quelques râles cavernuleux, l'expectoration abondante était muco-purulente. L'état général était encore assez bon, grâce à la conservation de l'appétit et des fonctions digestives. Je fais recommencer le traitement, mais cette fois à la dose de 10 milligrammes par jour. Dans l'espace d'un an environ, ma malade a pris près de 5 grammes d'arsenic à différents intervalles.

Pendant trois ans sa santé se maintint dans un état relativement bon ; elle a une toux sèche, mais ne s'enrhume pas l'hiver. Je la revis en août 1881 ; elle était enceinte de deux mois ; mais elle n'avait rien d'anormal aux poumons. Un mois plus tard, elle est

atteinte de dothiénentérie; elle fait une fausse couche et meurt
sans avoir présenté de symptômes tuberculeux.

Obs. VII. — G. agé de 50 ans. Sous le coup d'uné phtisie
torpide depuis 14 mois, je fus appelé en 1875 pour un eczéma et
des hémorrhoïdes fluantes. Je trouve des cavernes dans les deux
sommets; et G. expectore plus d'un demi-litre par jour. Un traitement de 1 centigramme d'arsenic par jour en solution lui
donne des nausées et de la diarrhée; mais il s'aperçoit que cet
effet ne se produit pas quand il boit de la tisane de feuilles de
noyer. La dose sans l'incommoder put alors être portée à 2 centigrammes. Après quelques mois de ce traitement, l'état général
s'améliora notablement, quoique l'état du poumon ne fut pas changé
et que l'expectoration restât tout aussi abondante qu'au commencement. Depuis qu'il fait usage des pilules de noyer arsenic et
iodoforme, l'expectoration a considérablement diminué.

Il travaille régulièrement aux champs, malgré les cavernes du
sommet, lesquelles ne sauraient être confondues avec des dilatations
bronchiques. Depuis huit ans il a pris de 8 à 10 grammes d'arsenic
et il en ressent le besoin quand il le suspend pendant quelques
semaines.

G. a perdu une fille, morte de phtisie à l'âge de 9 ans. Son
fils dès l'âge de 18 mois fut atteint d'une laryngo-bronchite avec
dyspnée considérable, il y avait dans la poitrine une telle confusion
de bruits qu'il était impossible de rien distinguer. Pendant 3 mois,
je lui fis prendre aussi de 3 à 10 milligrammes d'arsenic par jour,
et c'est aujourd'hui un fort joli garçonnet qui a 7 ans.

Obs. VIII. — Annette B., grande et forte femme, est d'un tem -
pérament lymphatique. Sa mère est morte jeune de la poitrine;
mariée, elle a eu deux enfants dont l'un, le fils, est mort phtisique
à l'âge de 22 ans.

A plusieurs reprises des poussées légères se firent aux sommets,
mais elles rétrogradèrent facilement devant un traitement arsenical. En 1878 des craquements très manifestes se firent entendre
au sommet droit, en même temps que se manifestait une laryn-

gite plus que suspecte, qui resta pendant 3 mois rebelle à tout traitement. Le larynx était très sensible au toucher, et la déglution très douloureuse. Un examen direct tenté à plusieurs reprises me fut impossible, à cause de la sensibilité exagérée et de l'indocilité de la malade. Après quatre mois d'un traitement arsenical à la dose de 1 centigramme en pilules, la laryngite guérit, en même temps que les craquements du sommet avaient complètement disparu. En 1881, nouvelle laryngite ; reprise du traitement, guérison en quatre semaines. Cette malade tousse encore, mais elle est bien portante. Depuis huit ans, elle a pris environ 6 grammes d'arsenic.

Obs. IX. — Annette E., âgée de 20 ans ; d'un tempérament lymphatique, régulièrement menstruée à 13 ans, n'a jamais eu de maladies bien sérieuses, à part quelques rhumes tous les hivers, depuis deux ou trois ans. Si l'on interroge les antécédents de famille, on ne trouve rien de bien positif.

En mai 1876, lorsque je fus appelé, elle avait une bronchite qui durait depuis trois mois avec une névralgie intercostale gauche. Je trouvai dans les deux sommets le murmure vésiculaire affaibli et l'expiration prolongée. J'ordonnai comme traitement la tisane de feuilles de noyer et la solution arsenicale à la dose de cinq milligrammes par jour. La malade ne suivit pas régulièrement la prescription et continua de travailler. En juillet de la même année, appelé de nouveau, je constatai chez la malade de la dyspnée, des sueurs et de la fièvre tous les soirs ; les règles avaient manqué deux fois. Les deux poumons étaient remplis de râles humides et sonores ; aux sommets et principalement à gauche dominait le râle muqueux ; il me sembla également y trouver une caverne. J'ordonnai de nouveau l'arsenic à la dose de 1 centigramme et le portai graduellement dans l'espace d'un mois jusqu'à 3 centigrammes, mais toujours en solution ; le traitement fut régulièrement suivi ; mais la tisane de noyer était quelquefois oubliée, chacune de ces négligences valait à la malade de la diarrhée, des envies de vomir et même des vomissements. Bientôt les râles disparurent dans les bases, tandis que les sommets restaient dans le même état. La toux continua avec une expectoration muco-purulente. L'appétit revint, la malade se nourrit et n'eut que rarement des mouvements fébriles, mais les sueurs continuèrent, les forces ne revinrent pas et les règles continuaient à manquer.

Au mois de septembre de la même année, il se produisit une amélioration ; la malade prit un peu d'embonpoint et des forces. Je diminuai alors la quantité d'arsenic et le donnai en pilule avec l'extrait de noyer. Au mois de novembre les règles revinrent. Pendant tout l'hiver elle prit par jour 1 centigramme d'arsenic avec 50 centigrammes d'extrait de noyer ; à ce traitement j'ajoutai de deux à quatre cuillerées par jour d'huile de morue iodoformée.

Au printemps de 1877, la malade toussait et expectorait encore, mais il n'y avait plus de râles dans les sommets ; ils étaient mats et dans le droit on n'entendait plus le murmure vésiculaire. Les forces revinrent si bien que la malade put aller piocher dans les vignes ; je l'y autorisai volontiers, c'était pour elle un bon exercice respiratoire. Elle continua l'arsenic à six, puis à quatre milligrammes pendant toute l'année, mais avec des intervalles, elle prit également de l'huile de morue iodoformée pendant l'hiver.

Au printemps de 1878, elle ne toussait plus que rarement. En 1879, elle se maria, eut trois enfants qu'elle ne nourrit pas ; un de ces enfants est mort de méningite. Pendant ses grossesses elle prenait de l'arsenic par intervalle à la dose de quatre milligrammes par jour. Maintenant elle ne s'enrhume que rarement ; le sommet droit reste toujours mat et obscur.

Obs. X. — Joachin F. a une mère qui est atteinte de catarrhe chronique, et son frère est mort phtisique. Il est depuis longtemps sujet à des bronchites suspectes avec prédominance des manifestations aux sommets. Malgré cela il est reconnu bon pour le service militaire. Pendant son séjour au corps, il entre fréquemment à l'hôpital. Revenu en convalescence dans sa famille à la suite d'une pleurésie, il eut des hémoptysies avec des craquements aux sommets. Une demande de réforme faite par moi resta sans réponse ; il fut donc obligé de finir tant bien que mal l'année de service qui lui restait à faire. Il suivit un traitement arsenical, tant à la caserne qu'à l'hôpital, et absorba pendant cette année environ 60 centigrammes d'arsenic en pilules avec extrait de noyer et iodoforme. Il revint amélioré, et continua encore le traitement pendant près d'un an. Depuis deux ans il ne prend plus rien et se porte bien. Il n'a jamais eu de gastralgie ni d'anorexie.

OBS. XI. — Paul F., 12 ans, son père et son frère aîné sont robustes ; mais sa mère et sa sœur plus jeune sont délicates ; sa mère à même eu depuis quelque temps des accidents thoraciques suspects. En 1877, sous le coup d'une phtisie qui datait de deux années, avec une caverne à gauche, il eut des sueurs, de la diarrhée, des vomissements et maigrit. Je lui fis supprimer un cautère qu'il portait au bras et le remplaçai par des révulsifs iodés et des applications de pointes de feu. Le malade gardait presque constamment le lit depuis deux mois. Je prescrivis un traitement hygiénique et diététique, noyer et arsenic à 6, 8 et 10 milligrammes et de plus huile de morue iodoformée parce qu'il toussait et expectorait beaucoup. Le traitement fut continué pendant trois années avec des interruptions. Actuellement c'est un robuste ouvrier maréchal qui ne tousse presque plus. J'eus l'occasion de l'ausculter il y a quelques mois, je ne trouvai rien à droite, mais à gauche et au sommet j'observai de la faiblesse dans le murmure respiratoire, de la longueur dans l'expiration et du retentissement de la voix.

OBS. XII. — Josephine M. 16 ans ; son père et sa sœur sont morts phtisiques, et son frère est tuberculeux. En 1877, elle eut des hémoptysies à plusieurs reprises ; on entendait des craquements secs dans un des sommets avec des râles humides ; elle expectorait des crachats nummulaires. Elle avait des bronchites fréquentes, était sujette aux vomissements et aux accès gastralgiques, et fut sans règles pendant plusieurs mois. A ce moment elle eut de la fièvre, des sueurs, et maigrit. Je prescrivis le traitement arsenical avec extrait de noyer et iodoforme, elle le continua pendant deux ans avec des interruptions. Pendant ce laps de temps, elle fut tantôt bien, tantôt mal; mais cependant son état s'améliora peu à peu, et depuis 1880, elle peut être considérée comme guérie, quoiqu'elle reste délicate et tousse encore quelquefois. Les doses d'arsenic n'ont pas dépassé 1 centigramme par jour.

Obs. XIII. — Jean M., âgé de 27 ans, frère de celle qui fait l'objet de l'observation précédente. En 1878, à la suite d'un refroidissement, il eut plusieurs hémoptysies très abondantes pendant trois jours, et une succession de pneumonies lobulaires dans les deux sommets. Je lui fis prendre, dès le début, de la tisane et de l'extrait de noyer à la dose de 3 grammes par jour. Au bout de quinze jours, les symptômes inflammatoires s'étaient considérablement amendés [1].

La partie inférieure des poumons respirait bien ; il y avait dans les deux sommets des râles humides très gros, ainsi que des râles crépitants fins et des râles sibilants. Le noyer est continué à la même dose ; j'y joins l'arsenic en pilules à dose de 10 à 20 milligrammes par jour. Ce traitement fut continué pendant trois mois à peu près régulièrement. Les sommets se débarrassèrent des râles multiples dont ils étaient remplis ; seul le gros râle muqueux persista avec une expectoration muco-purulente assez abondante. Je n'ai pu examiner le malade depuis. Je sais qu'il a encore pris pendant une année, à des intervalles irréguliers, des pilules d'arsenic et noyer à des doses moindres. Depuis il n'a plus eu d'accidents. Il travaille dans sa culture tout en continuant de tousser et de cracher. Il n'est certainement pas guéri, mais le succès de la médication a été ici aussi grand qu'inespéré.

---

[1] Dans des cas semblables: chez une fillette de onze ans, chez une autre de treize ans et chez son père, l'extrait de feuilles de noyer m'a paru avoir une action heureuse sur la fièvre et consécutivement sur les lésions pulmonaires .

III

Malades qui ne sont pas arrivés à des lésions graves, mais chez qui les symptômes observés ont permis d'établir le diagnostic de la tuberculose.

Obs. XIV. — Madame C., âgée de 28 ans environ, son père est mort jeune ; sa mère est névrosique, et son unique frère est mort tuberculeux. En 1872, je lui soupçonne des tubercules et je lui fais prendre le traitement à petite dose. Elle est bientôt rétablie et continue seulement de tousser. En 1878, elle perd sa fille unique à 12 ans, à la suite d'une méningite tuberculeuse. Elle passe une année entière à pleurer sa fille ; pendant ce temps-là sa toux augmente, elle maigrit et perd l'appétit. La base des poumons est normale ; les deux sommets sont le siège de râles sous-crépitants fins ; le sommet gauche est mat, en avant la respiration y est rude. Dans l'aisselle gauche, les craquements ont succédé à une douleur intercostale. Le traitement, 6 à 8 milligrammes d'arsenic en pilules, continué pendant quatre mois régulièrement, fait disparaître les craquements et les râles. Je le fais continuer quand même pendant cinq ou six mois, mais seulement à la dose de 4 milligrammes par jour et de temps en temps.

En 1880, elle devint enceinte ; elle reprit alors le traitement à 4 pilules par jour, avec des intervalles, pendant toute la durée de la grossesse et même après l'accouchement. Cédant à mes conseils, la malade n'allaita pas son enfant. Je n'eus point à constater d'accidents pulmonaires après l'accouchement ; cependant la respiration restait rude sous la clavicule gauche, et la toux persistait encore.

En 1882 je constatai une nouvelle grossesse de quatre mois. Je prescris de nouveau l'arsenic à la dose de 4 milligrammes par jour avec des interruptions de quinze jours. L'accouchement fut heureux et depuis plus d'accident.

Obs. XV. — Marie D. âgée de 23 ans. Son père est alcoolique ; sa mère tousse tous les hivers ; une de ses sœurs est tuberculeuse ; les deux autres sont assez bien portantes. En 1873, sous le coup d'une aménie profonde, en proie à des sueurs nocturnes, elle eut des crachements de sang accompagnés de toux et d'expectoration assez abondante. Elle était sujette à des accès de gastralgie et à la dyspepsie, à des maux de tête. Ses règles étaient difficiles et douloureuses, elle avait des pertes leucorrhéiques de source utérine laissées sans traitement local à cause de la persistance de la membrane hymen. Tous ces symptômes étaient accompagnés de fièvre. Comme traitement je prescrivis la solution arsenicale à la dose de 5 à 15 milligrammes et la tisane de feuilles de noyer. Elle resta dans cet état stationnaire pendant deux années, et se maria bientôt après. Au bout de quelque temps, je constatai une endo-métrite avec ulcération du col qui céda facilement devant un traitement approprié. Elle reprit également le traitement arsenical qui donna une amélioration rapide. Depuis cinq ans elle n'éprouve d'autre accident qu'une toux sèche. Elle n'a point eu d'enfants.

Obs. XVI. — Robert F., âgé de 30 ans, n'est point sous le coup d'hérédité morbide.

En 1878, je constatai dans sa poitrine des craquements secs, de la rudesse respiratoire, du retentissement de la voix et de plus des hémopthysies. Soumis au traitement arsenical, malgré un régime mauvais et une hygiène plus que médiocre, son état s'améliora tant soit peu. En 1880 sa situation était la même, mais avec un peu plus de maigreur ; il avait de la gastralgie, de la dyspepsie, de l'anorexie et de fréquents points névralgiques sous la clavicule gauche. A ce moment il fit un héritage et put mieux se soigner. Il prit 60 centigrammes d'arsenic en pilules pendant l'hiver 1880-81, ainsi que trois litres d'huile de foie de morue iodoformée. Bientôt il toussât moins et n'expectorât presque plus. Actuellement il est bien rétabli.

Obs. XVII. — Jenny F. a été aussi sous le coup de symptômes très suspects de tuberculose. Je ne connais pas ses antécédents de famille, mais je sais que sa mère est morte jeune. Elle est habituellement d'une santé délicate. En 1875, elle fut atteinte d'une bronchite suspecte qui dura plusieurs mois ; soumise au traitement arsenical et à la tisane de feuilles de noyer, elle se rétablit bien. A 29 ans, elle se maria. En 1880, elle accoucha et nourrit son enfant. Mais bientôt après, la toux, les sueurs, la fièvre la reprennent avec des douleurs intercostales vagues, une expiration prolongée et des craquements dans les sommets.

Dès l'apparition des premiers symptômes je fis suspendre l'allaitement, et la soumis au traitement arsenical, à la dose de 1 centigramme par jour, en pilules. Bientôt l'anorexie et la gastralgie disparurent, l'état général devint meilleur, sauf un peu d'amaigrissement. Pendant une année, elle prit environ 4 grammes d'arsenic. Aujourd'hui, les poumons sont en bon état, malgré une petite toux sèche qui persiste encore et une migraine intermittente. A la fin de 1882, ayant eu connaissance d'une seconde grossesse, je lui fis, par précaution, reprendre le traitement arsenical, à différents intervalles. Elles accoucha heureusement en 1883.

Depuis, elle m'a écrit qu'elle ne tousse plus, qu'elle a bon appétit et qu'elle a même un peu engraissé.

Obs. XVIII. — Rose B., 13 ans ; sa mère a des bronchites et des laryngites fréquentes. En janvier 1883, elle fut atteinte de coqueluche ; après un examen assez superficiel, je lui prescrivis le sulfure de calcium à la dose de 25 centigrammes par jour. Ce traitement, qui me réussit d'habitude, n'eut sur elle aucun effet. Appelé près d'elle le 22 février, je la trouvai alitée, en proie à des quintes coqueluchoïdes avec vomissements, de la dyspepsie et des douleurs vagues, le tout accompagné de fièvre et de sueurs à la tête et à la poitrine, particulièrement le matin. Elle n'avait plus d'appétit, maigrissait et expectorait des crachats visqueux, souvent striés de sang. Je trouvai de la submatité aux deux sommets et surtout au sommet droit.

A l'auscultation, on entendait des bruits sibilants et ronflants dans toute la poitrine. Aux deux sommets le murmure respiratoire faisait complètement défaut ; on percevait des craquements

secs et des frottements. A droite, il y avait de la bronchophonie et
de la pectoriloquie aphone.

Traitement : Extrait de noyer 15 grammes dans 500 grammes
de vin de Banyuls : deux petits verres par jour après les repas ;
pilules de noyer et arsenic, 6 à 20 milligrammes par jour ; révulsion avec le coton iodé : gymnastique respiratoire.

25 février, diminution de la dypsnée et de la toux, point de
redoublement vespéral de la fièvre.

28 février, plus de quintes ni de vomissements, la malade se
lève un peu et commence à manger ; la toux n'est plus humide et
l'expectoration est muqueuse et facile. Les râles sibilants et ronflants sont remplacés par quelques râles muqueux. L'état des sommets reste à peu près le même.

5 mars, l'appétit est revenu ; la malade se tient levée presque toute la journée. Elle sort et se promène. Les râles muqueux
sont limités au voisinage des sommets ; dans le gauche, on perçoit
un murmure faible, mais plus de craquements ; dans le droit, les
craquements ont diminué, et le retentissement de la voix est le
même.

12 mars, l'état général est excellent, plus de râles muqueux
dans le poumon.

25 mars, le sommet droit respire ; peu ou point de craquements ; je supprime le vin d'extrait de noyer, mais fais continuer
les pilules en les diminuant graduellement jusqu'à quatre, je fais
continuer cette dose jusqu'au mois de juin avec des intervalles
de repos.

10 mai, je revis Rose B. et ne trouvai plus dans les sommets
qu'une expiration prolongée sans rudesse, un peu de retentissement de la voix et de la submatité à droite.

Au mois d'août, j'appris qu'elle allait très bien et qu'on lui
faisait des lotions froides.

Obs. XIX. — Marie V., âgée de 26 ans, issue d'une union consanguine. Elle est sous le coup d'une névrose protéiforme. Il
existe plusieurs cas de phtisie dans la famille. Elle tousse,
expectore des crachats nummulaires, respire très difficilement, a

des craquements dans un des sommets. Elle est en outre affecté de gastralgie, a de l'anorexie, de la dyspepsie et des vomissements. De 1874 à 1878, je lui fis prendre environ quatre grammes d'arsenic ; depuis elle tousse peu, mais continue d'avoir des accidents névrosiques très bizarres. Chez elle, l'arsenic, pris sans noyer, a constamment occasionné des vomissements et de la diarrhée ; avec le noyer, il était toujours très bien supporté.

Obs. XX. — Albert J., âgé de 43 ans ; sa mère est morte phtisique.

Au printemps de 1879, je fus appelé près de lui, pour une bronchite qui dura cinq mois, et se localisa dans les sommets. Il avait de la dyspnée, des douleurs vagues, des sueurs nocturnes et expectorait des matières muco-purulentes. Comme traitement je lui fis prendre chaque jour de six à dix milligrammes d'arsenic en pilules.

Au mois d'août son état était bien amélioré, cependant il y avait entre les sommets de la submatité, une respiration faible et rude. En décembre de la même année, il eut une rechute qui céda facilement après quinze jours de traitement. Pendant l'hiver, il continua le traitement arsenical avec des interruptions. Au printemps suivant, il était complètement rétabli, et reprenait son métier de vigneron qu'il n'avait pu exercer l'année précédente.

Obs. XXI. — Jean C. a un père tuberculeux qui est mort d'accident. Après avoir traîné un rhume pendant quatre ans, il m'appelle en 1877 ; je le trouve toussant et expectorant beaucoup avec des râles secs dans les deux sommets. Il ne s'alite pas, mais il est extrêmement faible ; il a de la fièvre et transpire beaucoup toutes les nuits, pas d'appétit et des douleurs dans l'estomac. Pendant quatre mois je lui fis prendre de six à huit milligrammes d'arsenic par jour. Il tousse toujours un peu, expectore, mais ne se porte pas mal d'ailleurs. L'appétit est bon et les digestions se font bien.

Obs. XXII. — Auguste Ch., 25 ans, sa mère et sa sœur sont

mortes phtisiques. En 1880, il toussait depuis plusieurs mois,
expectorait des crachats nummulaires, avait de la fièvre et des
sueurs nocturnes, des craquements secs dans un sommet et des
râles sous-crépitants fins dans les deux ; et de plus il avait une
fistule à l'anus. Traitement : dix milligrammes d'arsenic par jour
en pilules pendant une quinzaine, puis quatre milligrammes pendant deux mois. Son état est très satisfaisant, bien qu'il tousse
quelquefois.

IV

Malades qui ont présenté de forts soupçons de tubercules

OBS. XXIII. — Marie T., âgée de 20 ans, elle est sujette au
rhume. Je ne connais pas ses antécédents de famille. Appelé en
1874 pour une toux qui durait depuis quatre mois, je constatai
de la rudesse de la respiration et une expiration prolongée, surtout à gauche. Comme traitement je lui fis prendre de la tisane
de feuilles de noyer et l'arsenic en solution. Pendant trois mois,
elle en prit environ 60 centigrammes. Elle se rétablit et se
maria en 1877. En 1879, elle eut un accouchement difficile suivi
d'une métro-péritonite dont elle guérit. Je ne constatai rien du
côté des poumons, sauf qu'elle a conservé une disposition à
s'enrhumer. Son frère et son neveu, chez qui j'avais de légers
soupçons de tuberculose ont pris de l'arsenic et du noyer surtout
à cause de leurs manifestations scrofuleuses. Aujourd'hui ils sont
bien portants.

OBS. XXIV. — Marie V. était âgée de 14 ans, au mois de novembre 1871. Petite, extrêmement maigre, pâle, la peau fine, les
os grêles, les chairs flasques, elle est maladive depuis sa nais-
sance. Son père est asthmatique et ses parents sont consanguins.
Marie V., ayant craché le sang, fut considérée comme phtisique par
mon prédécesseur et abandonnée. Elle ne l'est pourtant pas ; elle

n'a ni sueurs, ni diarrhée et se nourrit. Cependant elle tousse continuellement, expectore un mucus filant et vomit en toussant; c'est la dyspnée qui domine la scène, et c'est la scrofule qui domine la constitution. Le thorax est resserré, le sternum en carêne, le ventre gros, rénitent, mais non sensible. Réglée depuis deux ans environ, le sang vient régulièrement, mais en petite quantité et pâle. Elle a eu la rougeole, la scarlatine, une pneumonie et quatre ou cinq bronchites. Actuellement la poitrine est pleine de râles musicaux; par places et surtout aux sommets on entend des râles sous-crépitants qui éclatent quand la malade tousse. La respiration est prolongée aux sommets; à ses deux temps, elle est soufflante et rude, on n'entend point le murmure vésiculaire, et la voix retentit. A la percussion on constate de la matité. Bref, nous assistons à une bronchite suspecte, presque apyrétique qui a débuté sans rhume de cerveau, comme ses bronchites précédentes, avec une oppression considérable qui va jusqu'au tirage.

Je la traitai par les moyens ordinaires avec iodure de potassium et huile de foie de morue. Bientôt en effet la dyspnée diminua et disparut complètement. Trois semaines après la bronchite commença à s'atténuer, mais au bout de deux mois, les sommets étaient encore indurés, et présentaient le souffle bronchique.

En juin 1872, je fus appelé pour une bronchite absolument semblable et qui commença par de l'enrouement sans rhume de cerveau, évolua de la même façon en laissant à sa suite un état suspect des sommets et une toux sèche sans expectoration. Je lui fis reprendre l'iodure de potassium et les fortifiants, en surveillant la poitrine de temps à autre. Depuis cette époque, l'état général s'est amélioré, la fillette a grandi, les ganglions ne sont plus engorgés, le nez n'est plus gros, ni croûté; c'est une jolie fille, mais maigre et frêle. Les sommets présentent toujours les mêmes signes, et la toux continue. En août 1873 recommence une nouvelle bronchite, mais cette fois avec des altérations plus sérieuses. J'avais en ce moment un peu d'expérience de l'arsenic; je lui en fis prendre, après l'état aigu passé, 5 milligrammes par jour en solution, en même temps elle prenait de la tisane de feuilles de noyer. Au bout de deux mois de ce traitement qui n'a

pas été bien régulièrement suivi, la malade toussait moins,
expectorait tous les matins des crachats ronds, n'avait point de
craquements dans les sommets ; on entendait très distinctement
l'expansion vésiculaire et un souffle doux seulement à l'expiration.
En mars 1874, nouvelle bronchite généralisée dans toute l'étendue des poumons ; mais après la résolution, l'expiration reste prolongée, tandis que le retentissement de la voix est moins accentué
qu'après lesbronchites précédentes. Encouragé par ce résultat, je
fais continuer l'arsenic toujours à la dose de 5 milligrammes par
jour, pendant cinq à six mois. En 1877, Marie V. se marie ; un an
après elle met au monde un garçon, porteur d'un varus congé-
nital. Elle n'a plus eu de bronchite depuis, ni aucune autre maladie ; elle a un peu engraissé, mais elle reste néanmoins délicate,
tousse et s'enrhume tous les hivers.

Obs. XXV. — Marguerite M., 30 ans, est névrosique rhumati-
sante, a éprouvé à plusieurs reprises de la toux, des vomissements, de l'anorexie, de la gastralgie, des sueurs nocturnes, avec
matité et résonnance de la voix dans les sommets. Après avoir
pris de l'arsenic en pilules à la dose de 6 milligrammes par jour,
la toux diminue notablement, et après quelques mois on ne trouve
plus aucun symptôme du côté des sommets.

Obs. XXVI. — Marie G., âgée de 10 ans ; son père est mort
phtisique. En 1873, elle était grosse, molle, pâle, avait les yeux
brillants, les cils longs, les dents blanches, les doigts hippocra-
tiques ; toussait sans cesse et crachait du muco-pus ; la poitrine
était pleine de râles musicaux et humides à la base, et secs aux
deux sommets ; le murmure vésiculaire était voilé ; il y avait également du retentissement de la voix. Les ganglions cervicaux et
axillaires étaient engorgés, le tout accompagné de vomissements,
d'anorexie, de sueurs et de diarrhée. Traitement d'un an environ :
huile de morue, arsenic en solution à la dose de 4 à 6 milligrammes et tisane de noyer. Peu à peu, elle s'est rétablie, mais elle
reste sujette au rhume. J'eus l'occasion de la soigner de nouveau
en 1882 pour une angine couenneuse ; je l'auscultai et ne trouvai

plus rien aux sommets, mais malgré cela, je l'engageai à continuer le traitement arsenical pendant encore deux mois, en pré-
textant une autre indication.

Obs. XXVII. — Madame M., en 1875, à la suite de son premier accouchement, eut une bronchite suspecte, très tenace. Les
règles étaient supprimées et remplacées par des hémorrhagies
pulmonaires et rectales. Elle prit 20 centigrammes d'arsenic
en deux mois, et se rétablit. En 1878, elle eut une nouvelle bronchite avec prédominance aux sommets, qui dura cinq ou six mois.
Pendant cette dernière maladie, elle devint enceinte ; je lui fis
prendre l'arsenic en pilules à dose de 5 milligrammes par jour,
d'une façon intermittente par quinzaines. La bronchite guérit et
la malade ne se ressentit de rien après son accouchement.

Son frère, garçon de 16 ans, que je n'ai vu qu'une seule fois
m'a présenté au sommet gauche une respiration rude, soufflante
et de la matité. Il avait un rhume sans expectoration qui durait
depuis trois ou quatre mois ; je lui fis prendre 20 centigrammes
d'arsenic dans l'espace de deux mois. Depuis je n'ai reçu que de
très bonnes nouvelles de sa santé.

Obs. XXVIII. — Anaïs H., fillette de 6 ans, a perdu son
père de phtisie, en 1875. A cette époque, elle fut atteinte d'une
bronchite suspecte qui dura près de trois mois. Elle était d'une
maigreur de squelette. Elle avait de la fièvre et des sueurs toutes
les nuits, point d'appétit et vomissait des matières alimentaires
en toussant.

A l'auscultation, on entendait des râles sibilants et muqueux
dans toute l'étendue du poumon, sans qu'il y ait rien de bien spécifique. L'expectoration était très abondante et muco-purulente.
Je lui fis prendre chaque jour 5 milligrammes d'arsenic en solution
ainsi que de la tisane de feuilles de noyer et de l'huile de foie de
morue. Au bout d'un mois de ce traitement, il y avait une amélioration manifeste, et deux mois plus tard elle était guérie et
commençait à engraisser.

Obs. XXIX. — Louise M., 30 ans, a 6 enfants vivants qu'elle a élevés au sein.

En 1879, elle eut une pleurésie longue et grave à droite, suivie d'un catarrhe avec dilatation des bronches. Le sommet droit était devenu mat et silencieux ; on y entendait seulement un souffle rude avec un fort retentissement de la voix, les battements du cœur s'y entendaient mieux qu'à gauche, et le râle sous-crépitant fin y apparut bientôt. Je lui fis prendre chaque jour dix pilules arsenic et noyer, elles me parurent avoir sur le catarrhe une influence favorable, et je fis supprimer le goudron que la malade prenait. L'expectoration se modifia et devint muqueuse de purulente qu'elle était. Au bout de quinze jours de ce traitement l'état du sommet était le même. Je fis augmenter l'arsenic graduellement jusqu'à la dose de 20 milligrammes, sans obtenir de grands résultats. Me rappelant les bons effets de l'extrait de noyer à forte dose, dans un cas semblable, je lui fis prendre 4 grammes par jour dans 100 grammes de vin. Au bout de huit jours, la fièvre était tombée et le râle sous-crépitant n'existait plus au sommet gauche. Je fis alors supprimer le vin de noyer et seulement continuer les pilules au nombre de dix par jour [1].

Deux mois après le sommet respirait, mais d'une façon incomplète, et l'expectoration avait considérablement diminué. Le traitement fut encore continué pendant deux autres mois. A cette époque, les sommets étaient presque normaux, mais la bronchohectasie et l'expectoration persistaient toujours. La malade prit environ 1 gramme 50 d'arsenic. Depuis je ne l'ai plus revue, mais j'en ai eu d'excellentes nouvelles.

Obs. XXX. — Juliette S., âgée de 25 ans. Point d'hérédité tuberculeuse. Femme robuste, mère d'un bel enfant, dans une

---

[1] J'ai observé un cas semblable où, après la pleurésie, les symptômes n'ayant point de tendance à diminuer avec le traitement arsenical, l'adjonction de 5 grammes d'extrait de noyer fut suivi d'un bon et prompt effet. J'ai vu également deux cas où la tuberculose à marche rapide n'a pas été modifiée par .arsenic et fut suivie de mort et pour lesquels j'ai regretté de n'avoir pas donné l'extrait de noyer à forte dose.

bonne situation de fortune, elle n'a jamais été malade. En 1873, consulté pour un peu de gastralgie et de dyspepsie je m'aperçus que ma malade avait une petite toux sèche à laquelle elle n'avait pas pris garde. Je l'auscultai et trouvai au sommet droit une inspiration rude, une expiration prolongée et un retentissement de la voix.

Au bout d'un mois de traitement à la dose de 8 milligrammes d'arsenic, tous ces symptômes disparurent, de sorte que je crus à une erreur. Mais l'année suivante les mêmes symptômes revinrent avec plus d'intensité, accompagné d'une grande faiblesse, de fièvre et de sueurs. Pour cette fois, nous continuâmes le traitement arsenical à 10 grammes par jour, en pilules pendant quatre mois, avec interruption de temps à autre, et tout rentra dans l'ordre. En juillet dernier, mon remplaçant m'annonça que Juliette S. était reprise des mêmes symptômes; le même traitement fut institué, et au mois de septembre suivant, ayant eu occasion de la revoir, je pus constater qu'il ne restait plus qu'un peu d'expiration prolongée au sommet gauche.

Je lui conseillai alors de continuer les pilules à la dose de 10 milligrammes pendant tout l'hiver et le printemps.

CONCLUSIONS

Du travail qui précède et de mes observations, je me crois autorisé à tirer les conclusions suivantes :

1° Qu'il n'est pas indifférent d'employer quelque préparation arsenicale que ce soit. C'est à l'acide arsénieux que je donne la préférence, et uniquement à ses préparations facilement solubles, pour éviter à l'estomac les lésions que le long contact de l'arsenic est capable d'occasionner ;

2° Que pour obtenir des effets sérieux, il faut administrer l'arsenic à plus haute dose qu'on ne le fait généralement, et, pour faire supporter ces doses élevées, je crois avoir trouvé dans la feuille de noyer un très précieux auxiliaire [1];

[1] Voir observations 7, 9, 19.

3° Que l'arsenic paraît être surtout utile dans la tuberculose à marche lente[1]; dans les formes et phases aiguës son effet est moins marqué. Dans ces cas, l'extrait de feuilles de noyer à hautes doses, seul ou associé à l'arsenic m'a souvent rendu de grands services[2];

4° Que les malades qui conservent leurs facultés digestives bénéficient surtout de l'arsenic, et que, s'il est possible de nourrir le malade, il faut insister sur le traitement sans désespérer du succès[3];

5° Qu'étant connu que la puerpéralité fait éclore la tuberculose ou accélère sa marche; le traitement arsenical à faible dose, continué pendant toute la durée de la grossesse et de la période puerpérale chez les femmes tuberculeuses ou menacées de le devenir, m'a donné des résultats très satisfaisants[4]. On peut même se demander si ce traitement n'a pas une influence salutaire sur le produit de la conception.

[1] Voir observations 3, 7, 11, 21.
[2] — 13, 18, 29.
[3] — 4, 7, 9.
[4] — 5, 9, 14, 17, 27.

CINQUIÈME PARTIE

INFLUENCE DES ÉMANATIONS ARSENICALES COMME PRÉSERVATIF DE LA TUBERCULOSE

J'aurais désiré donner à cette partie de mon travail un développement en rapport avec l'importance du sujet; malheureusement il est impossible à un seul homme, et dans un temps limité, de rassembler les documents et les chiffres nécessaires; l'indifférence ou la méfiance de ceux qui auraient pu me les fournir, ne me décourage pas; le sujet, à peine ébauché, présente un grand intérêt pratique, et j'ose espérer que mes lecteurs me tiendront compte de la difficulté d'investigation. Je trouverai peut-être des confrères qui voudront poursuivre mes recherches soit avec moi soit pour leur compte personnel.

Dans ma jeunesse j'ai été, pendant quatre ans, employé comme chimiste dans une fabrique de produits chimiques à Varsovie. Quatre-vingts et quelques ouvriers que la maison occupait logeaient, pour la plupart, dans de vastes bâtiments situés à l'intérieur de l'établissement, dout la population excédait deux cent cinquante personnes. Dans tout ce monde je n'ai connu qu'un seul tuberculeux. Pourtant nulle part les causes d'irritation pulmonaire n'étaient plus grandes — l'atmosphère est chargée d'acide sulfureux, d'acide chlorhydrique, d'acide nitrique ; de plus, des quantités considérables d'hydrogène sont dégagées journellement. Cet hydrogène, produit par l'action des acides sur les vieux métaux, entraîne avec lui les hydrogènes sulfureux, carboné et arsénieux, terrible poison qui causa la mort de Gehlen. — Les bronchites et les catarrhes y sont très fréquents, et personne ne s'y tuberculise. Quoiqu'il y ait vingt et un ans que j'aie quitté la maison, j'entretiens avec elle des relations de famille ; chaque mort d'un de mes anciens ouvriers m'est signalée ; et, sur quarante décès au moïns, il n'y a eu qu'un phtisique qui, entré en 1861 comme garçon de magasin avec la tuberculose, est mort en 1878.

Je connais aussi quelques grands établissements de métallurgie ; dans l'un d'eux on extrait le cuivre de pyrites, dans un autre on extrait le zinc de blendes et de calamines ; dans l'un et l'autre, une grande quantité d'arsenic s'échappe en émanations, par suite du grillage des sulfures métalliques ; dans l'un et l'autre la phtisie pulmonaire est inconnue. Dans un autre établissement de métallurgie de fer, qui compte environ trois mille ouvriers, et où plusieurs de mes anciens condisciples occupent des positions différentes, nous avons été frappés de l'absence de la phtisie qui décime la population d'une localité voisine où les filatures et le tissage sont la principale industrie. Les minerais de fer que cette fabrique exploite contiennent une proportion notable d'arsenic, la fonte et le fer bruts en sont aussi fortement chargés.

Pendant longtemps je n'attachai pas d'importance à cette immunité; et l'idée de chercher sa source dans les émanations arsenicales ne m'est venue que tardivement. C'est en recherchant l'influence des professions sur la fréquence de la phtisie pulmonaire, que je me suis aperçu que, parmi les professions classées dans le rang des plus insalubres, celles qui emploient directement les préparations arsenicales sont le plus épargnées par la phtisie.

L'idée de la nocuité de l'arsenic est tellement enracinée que les observateurs les plus distingués ne voient dans l'arsenic que l'ennemi de l'homme, sans jamais songer à lui attribuer de vertus préservatrices. Pourtant, il est un fait avéré que les fondeurs et les mouleurs ne succombent que très exceptionnellement à la phtisie. Ces mêmes fondeurs et mouleurs, qui travaillent le laiton et le bronze sont exposés à des accès de la fièvre des fondeurs les jours de la coulée; ces accès, qui ne prennent habituellement que les ouvriers arrivés à un certain âge, sont caractérisés par un grand abattement et une hyposténie du système nerveux due, selon toute probabilité, à l'absorption de l'oxyde de zinc.

Or, Chevalier et Boys de Loury ne méconnaissaient pas la présence de l'arsenic dans les émanations des métaux en fusion; c'est à lui qu'ils attribuent la fièvre des fondeurs, et, chose étonnante, ils n'ont pas songé que l'arsenic pouvait être un agent préservateur de la phtisie.

M. Lombard, de Genève, a été plus loin. Il affirme que les émanations arsenicales n'engendrent pas la phtisie, mais il ne déduit pas que leur influence peut avoir des propriétés prophylactiques [1].

M. de Pietra Santa, dans son « Mémoire sur les maladies spéciales des ouvriers qui emploient le vert de Schweinfurt », basé sur l'étude de l'industrie des abat-jour à la prison des Madelonnettes, ne mentionne pas la phtisie, dans ses scrupuleuses observations, portant sur un nombre considérable d'individus jeunes, soumis aux poussières et aux émanations arsenicales, pendant que dans les autres industries des détenus qui sont soumis aux poussières organiques moins tuberculisantes que les poussières minérales, M. de Pietra Santa signale un nombre considérable de phtisiques. Les observations du Dr Faye, dans la maison centrale de Riom, et celles du Dr Villermé, à la prison de Saint-Lazare, à Paris, prouvent que les détenues soumises aux poussières non arsenicales sont décimées par la phtisie.

Une comparaison de deux professions absolument identiques sera très démonstrative.

La couturière et la fleuriste ont les mêmes conditions d'existence : un travail sédentaire, l'air confiné, un salaire à peu près le même, le même nombre d'heures de travail, à peu près les mêmes conditions de moralité, si toutefois celles-ci ne sont pas au détriment de la fleuriste qui, par

---

[1] MM. Mahon et Dubois, de Rochefort, ont signalé les vapeurs arsenicales comme très nuisibles pour le poumon, et ils supposent que les professions de faïenciers, teinturiers et fondeurs doivent déterminer un grand nombre de phtisies. Cette opinion est à la fois vraie et fausses : Les poussières arsenicales en grande quantité déterminent l'ulcère du poumon qu'il ne faut pas confondre avec la phtisie ; tandis qu'il est reconnu par tous les hygiénistes que les teinturiers et surtout les fondeurs ne succombent presque jamais à cette maladie.

son teint frais et ses allures dégagées, est plutôt un objet
de convoitise et de poursuite. Quelle différence énorme
n'y a t-il pas dans leur état sanitaire ? Pendant que les
couturières fournissent de 23 à 28 pour 100 de phtisiques,
les fleuristes, suivant Trébuchet, n'en donnent que 8 sur
1.000 ouvrières. Tandis que dans les hôpitaux 55 pour
100 de couturières malades sont atteintes de la phtisie,
M. Benoiston, de Châteauneuf, ne compte que 11 phtisiques sur 100 fleuristes malades.

Pourrions-nous chercher cette influence préservatrice
ailleurs que dans la poussière du vert de Schweinfurt
dont les feuilles artificielles sont colorées ?

Prenons deux autres professions qui nous en diront
autant quoique les chiffres ne soient pas bien précisés.
Les émouleurs à froid de la coutellerie et de la taillanderie
sont constamment penchés sur leur meules, appuyés sur
l'abdomen et la poitrine, et éclaboussés par l'eau de la
meule. Ils fournissent environ 27 pour 100 de phthisi-
ques et cela n'est pas étonnant. Mais ce qui doit nous
étonner, c'est que les peaussiers et les mégissiers qui
passent leurs journées, les pieds dans l'eau, baissés sur
leur chevalet contre lequel ils appuient leur abdomen et
leur poitrine; mouillés par l'eau fétide et la boue dégout-
tante qu'ils font sortir de la peau détrempée et en putré-
faction, ne succombent presque jamais à la phtisie. Il
faut en rechercher la cause dans ce que les peaux qu'ils
travaillent ont été trempées dans un mélange de chaux et
d'orpiment ou trisulfure d'arsenic, et que par la double
décomposition il s'est formé du protosulfure de calcium et
de l'acide arsénieux :

$$As\,S_3 + 3\,Ca\,O = As\,\overset{\circ}{O}_3 + 3\,Ca\,S$$

Cet acide arsénieux leur occasionne aux doigts les « rossignoles », sorte d'ulcérations douloureuses qui nécessitent souvent la suspension du travail pour guérir, mais il leur procure l'avantage inappréciable d'échapper à la tuberculose.

Les professions qui exposent aux influences de l'arsenic ou à ses émanations sont assez nombreuses. Les unes, vraiment insalubres par la grande quantité d'arsenic qu'elles emploient, sont :

> L'extraction et la sublimation de l'arsenic.
> La préparation des couleurs vertes.
> La fabrication des papiers peints.
> L'apprêt des étoffes pour les feuilles artificielles.
> La fabrication des fleurs et des herbes artificielles.
> La fabrication du verre blanc et du cristal.
> L'émaillage de la faïence.
> La fabrication du plomb de chasse.
> La mégisserie.
> La fabrication de la fuchsine.

Dans beaucoup d'autres industries qui occupent des millions d'ouvriers, les émanations de l'arsenic se font à l'insu de l'ouvrier et souvent de l'hygiéniste.

Ces industries sont :

> La fabrication des produits chimiques et surtout les vitrioleries.
> La métallurgie du zinc.
> — du fer.
> — du cobalt et du nickel.
> — du cuivre.
> — du plomb.
> La fonderie de ces métaux et toutes les industries où ces métaux sont travaillés à chaud, comme forges, aciéries, laminoirs, puddleries, etc.
> La fabrication du fer blanc.
> — du fer galvanisé.

Ce qui se passe journellement sous nos yeux sans que

nous nous en apercevions, on a cherché à le produire artificiellement pour la guérison de la phtisie.

Dioscoride, Avicène, Rhazes ont prôné les inhalations arsenicales ; mais ce procédé trouvé inefficace par des imitateurs est tombé en oubli. C'est en vain qu'un grand génie médical, Trousseau a cherché à remettre ce traitement en honneur ; après avoir été essayées, les cigarettes arsenicales de Dioscoride ont été abandonnées ; ce n'est que très rarement qu'on les emploie et c'est plutôt pour calmer les accès d'asthme que pour traiter les tuberculeux.

Pour peu qu'on y réfléchisse, la raison de cette défaveur saute aux yeux. En vaporisant les préparations arsenicales, on donne au malade des doses du médicament trop fortes à la fois ; mais la durée des inhalations est tout à fait éphémère.

Qui a fumé les cigarettes de Dioscoride sait parfaitement que l'action des vapeurs arsenicales à cette dose, n'a rien d'agréable pour les voies respiratoires. Le brûlement et la sécheresse de la gorge, un goût métallique et une soif vive en résultent.

Dans les industries arsenicales, les doses de poussière ne sont pas aussi fortes, à un moment donné, que dans la fumée des cigarettes ; malgré cela, à la longue, on éprouve les inconvénients des fortes doses. Dans les industries chimiques et métallurgiques, la quantité d'arsenic répandue est minime ; jamais on n'observe d'accidents ni d'empoisonnements ; mais par la continuité de ces émanations on atteint, il faut le croire, les doses thérapeutiques.

Sous quelle forme l'arsenic se trouve-t-il dans l'air

des industries métallurgiques ? et quelle dose un homme peut-il absorber pendant une journée de travail ? Ces questions seront très intéressantes à résoudre ; leur solution, sans être facile, est possible ; de cette solution dépendra l'appréciation rigoureuse de l'influençe préservatrice des émanations arsenicales et son application à l'art de guérir.

J'ai cherché autant qu'il était en mon pouvoir si j'avais eu des prédécesseurs dans cette voie, mes recherches sont restées infructueuses. Le dernier ouvrage d'hygiène industrielle du Dr Henri Napias date de 1882 ; il donne une place assez large à l'action délétère de l'arsenic sans mentionner ses effets préservateurs.

Loin de moi l'idée d'innocenter l'arsenic des accidents qu'il peut causer, mais je demande grâce pour les couleurs à base d'arsénite de cuivre. Les accidents qu'elles ont occasionnés jusqu'à présent n'ont pas une grande gravité[1].

Les services qu'elles ont rendus sont peut-être innombrables. Cherchons dans notre mémoire et nous trouverons quelques fillettes faibles, pâles, sujettes à la toux, issues de familles tuberculeuses, fortifiées et guéries après la première année d'apprentissage de fleuriste. Je connais un cas de ce genre et je suis persuadé que la nature médicatrice a été aidée par l'arsenite de cuivre. N'interdisons pas les jolis papiers aux nuances d'espérance dans les appartements destinés aux enfants ; peut-être que quel-

---

[1] Excepté la décoration des jouets d'enfants, des bonbons et pains d'épice avec les couleurs arsenicales, et les couleurs en tablettes pour l'usage des enfants.

ques parcelles arsenicales détachées des murs pèseront dans la balance de la vie des habitants. La guerre que l'opinion publique fait aux couleurs à base d'arsenic n'est pas justifiée, et les chimistes et industriels qui, pour la satisfaire, cherchent à les remplacer par d'autres produits, rendent à l'hygiène publique un fort mauvais service. Les couleurs à base de plomb sont mille fois plus dangereuses que celles à base d'arsenic, et je puis répéter à propos de l'arsenic les paroles dites par M. Gübler au sujet du cuivre : « Les préparations d'arsenic font plus de peur que de mal, tandis que les préparations de plomb font plus de mal que de peur. »

Mes recherches dans les auteurs ont dû se borner à l'influence des professions sur le développement de la phtisie pulmonaire. Hanower (de Copenhague), W. Neufwille, Hirte, Patissier, Trébuchet, Layet, Benoiston (de Châteauneuf) et Lombard (de Genève), m'ont fourni quelques éléments. Leurs travaux sont faits, pour la plupart, sur l'observation des malades dans les hôpitaux. La proportion des tuberculeux qu'une profession fournit, en rapport avec le nombre total des malades de ces professions, est une indication insuffisante. Les causes des maladies varient avec chaque profession ; malgré la connaissance parfaite de ces causes, il est impossible de déduire de ce rapport le coefficient de la phtisie. Les statistiques, basées sur les extraits mortuaires d'une ville, peuvent seules nous servir si toutefois les causes de décès sont inscrites dans les registres de l'état civil. Les statistiques de Trébuchet, de Hanower et surtout de Lombard, de Genève, m'ont permis de dresser le tableau ci-joint :

SUR CENT INDIVIDUS DE LA MÊME PROFESSION
IL MEURT DE LA PHTISIE :

Houilleurs et Mineurs.	45	Coiffeurs.	13
Charpentiers.	40	Horlogers.	13
Tisseurs.	38	Passementiers.	13
Bijoutiers.	36	Patissiers.	13
Cordonniers.	35	Tonneliers.	12
Chapeliers.	33	Domestiques.	12
Étudiants.	38	Ouvriers en limes.	11
Vernisseurs.	37	Boulangers.	11
Écrivains copistes.	28	Bergers.	11
Taillandiers.	27	Maçons.	10
Imprimeurs.	27	Médecins.	10
Fripiers.	24	Chaudronniers.	10
Commis marchands.	24	Avocats.	9
Ferblantiers.	23	Petits commerçants.	9
Polisseurs de métaux.	23	Tanneurs.	9
Soldats.	21	Doreurs.	7
Plâtriers.	21	Bateliers.	7
Graveurs.	19	Agriculteurs.	7
Mécaniciens.	19	Négociants.	6
Balayeurs de rues.	17	Épiciers.	6
Peintres.	17	Employés.	6
Émailleurs.	17	Cabaretiers.	6
Ouvriers en ressorts.	17	Bouchers.	6
Serruriers.	17	Amidonniers.	6
Tourneurs.	16	Journaliers.	6
Matelassiers.	15	Rentiers.	5
Ébénistes.	15	Pharmaciens.	5
Meuniers.	15	Jardiniers.	4
Tailleurs de pierres.	15		

La mortalité moyenne de la phtisie pulmonaire est 11,4 pour 100. Aucune des professions qui m'occupent ne figure dans le tableau. J'ai pu seulement réunir à leur sujet les renseignements suivants :

Les fondeurs et les mouleurs sont représentés dans la statistique de Lombard par un 0. Tous les auteurs s'accordent à reconnaître qu'ils sont très peu exposés.

Les ouvriers en cuivre meurent rarement de la phtisie. Les causes de cette immunité sont sans doute complexes. On appelle ouvriers en cuivre ceux qui travaillent le cuivre rouge et ceux qui travaillent le laiton ou cuivre jaune qui est composé de cuivre et de zinc. Le laiton est fortement arsenical, mais le cuivre rouge, qui l'est bien peu, paraît posséder par lui-même des propriétés préservatrices contre toutes les maladies infectieuses, sans nuire à la santé des ouvriers qui en sont imprégnés, au point que les ossements des chaudronniers sont reconnaissables par leur coloration verte.

Les étameurs et les zingueurs, comme les ouvriers en produits chimiques, respirent constamment une petite quantité de l'hydrogène arsénieux qui se dégage en faisant dissoudre le zinc dans l'acide chlorhydrique et en décapant avec cette préparation les objets en fer qu'on doit étamer. Ils sont en outre exposés aux émanations arsenicales de l'étain et surtout du zinc en fusion. Devons-nous nous étonner que les cas de tuberculose soient chez eux d'une rareté extrême ?

Les ouvriers qui manient le vert de Schweinfurt et les autres arsénites de cuivre ainsi que les apprêteurs d'étoffes vertes, les fleuristes et les ouvriers en papiers peints présentent, suivant Trébuchet et Benoiston, de Châteauneuf, peu de dispositions pour la phtisie, tout en restant exposés aux affections ulcératives cutanées.

Les forgerons et les cloutiers sont bien peu exposés. Marten compte 0,61 phtisiques pour 100 forgerons malades, Benoiston, de Châteauneuf, 0,93, également pour 100 malades.

Les peaussiers et les mégissiers présentent une singulière immunité pour la phtisie.

Les ouvriers exposés à l'hydrogène arsénieux. Je ne peux mieux faire que de copier un court passage de M. Lombard innocentant les acides : « Les acides minéraux sont souvent employés dans les arts et imprègnent par conséquent l'air des ateliers. L'acide nitrique est employé par les chapeliers, les doreurs, les essayeurs et les orfèvres. De ces quatre états, un seul se trouve situé au-dessus de la moyenne de la mortalité, les autres ne comptent qu'un petit nombre de phtisiques. Quand aux vapeurs sulfureuses et muriatiques, les recherches statistiques ne nous apprennent rien sur leurs effets délétères. » Dans l'état de chapelier, l'acide nitrique agit sur une petite quantité de mercure qui ne contient point d'arsenic ; les chapeliers sont soustraits à son influence et leur mortalité phtisique s'élève à 33 0/0. Chez les doreurs, les essayeurs et les orfèvres, l'acide azotique, en agissant sur les métaux, transforme l'arsenic en acide arsénique qui est entraîné par les vapeurs rutilantes et absorbé par l'ouvrier : la mortalité phtisique de ces professions est de 7 0/0.

Quand aux vapeurs sulfuriques et muriatiques, ces acides contiennent toujours, sauf à l'état de pureté chimique, une quantité notable d'arsenic ; ce qui m'explique leur défaut de propriétés délétères. On les emploie principalement pour agir sur les métaux arsenifères ; le dégagement d'hydrogène arsénieux, loin de rendre les vapeurs délétères, les rend au contraire salutaires.

Les auteurs n'ont pas été sans chercher à expliquer ces immunités étranges ; mais, pour la plupart des professions, ils ont dû se borner à la simple constatation. Pour les professions métallurgiques, tous ont invoqué la sélection que le dur métier de forgeur, puddleur, fondeur, exige. Il ne faut pas oublier que les futurs phtisiques ne sont pas toujours malingres et malvenants à l'âge de quatorze à dix-huit ans, époque à laquelle on choisit sa profession. Les femmes sont souvent phtisiques à cet âge; mais, chez l'homme, la puberté arrive plus tard, d'une façon lente, sans secousse, et la phtisie se déclare chez lui bien plus tardivement. On voit rarement les apprentis métallurgistes déserter leur profession; ils justifient généralement le proverbe : « En forgeant, on devient forgeron »; et ils prennent des forces et un développement robuste en rapport avec leur dure profession. Tous les forgeurs ne sont pas robustes et bien triés. Les cloutiers des Ardennes forment une population pauvre, chétive; ils travaillent de longues heures dans la même position, au point que leurs talons, en creusant des trous dans l'aire de l'atelier, leur donnent des attitudes vicieuses. Mal nourris, exposés constamment au feu de leur forge, ils deviennent anémiques sans exception ; mais ils ne se tuberculisent pas.

Je suis loin de nier la sélection; mais un exemple nous fera reconnaître si elle peut, sans autre influence, préserver de la tuberculose. Y a-t-il un métier qui exige un triage plus grand que la profession de charpentier? Sur 10 apprentis, à peine 6 peuvent s'habituer à ce travail pénible. Ces colosses si bien choisis paient un tribut énorme à la phtisie. Dans le tableau de léthalité phtisique, ils occupent avec les houilleurs la tête de liste, et fournissent 40 0/0; tandis que les malingres, scrofuleux, rachitiques, etc., choisissant de préférence l'état de coiffeur, horloger, passementier, pâtissier (placés dans le tableau les uns à côté des autres) ne fournissent qu'une mortalité de 13 0/0, laquelle, quoique plus forte que la moyenne, n'a encore rien de bien effrayant.

Dans la profession de fondeur, il y a deux catégories d'ouvriers, les fondeurs et les mouleurs; les premiers doivent être robustes, ils déploient des efforts musculaires inouïs, tandis que les seconds ont, comparativement, un métier de paresseux; et on peut être mouleur d'une fonderie de petites pièces, tout en étant bossu, boiteux ou mal formé. Les mouleurs partagent l'immunité des fondeurs; et il est évident que ce n'est pas le genre d'occupation, mais le milieu dans lequel ils vivent qui leur confère cette immunité.

Il est impossible d'attribuer aux métaux l'influence préservatrice de la métallurgie, car, si nous comparons les ouvriers qui ont fait le sujet de nos observations, les ouvriers qui travaillent les métaux à chaud, avec ceux qui les travaillent à froid, nous sommes frappés de la différence énorme qui existe dans la liste de leur léthalité tuberculeuse :

SUR CENT INDIVIDUS DE LA MÊME PROFESSION
IL MEURT DE LA PHTISIE :

Taillandiers.	27	Faiseurs de ressorts.	17
Ferblantiers.	23	Serruriers.	17
Polisseurs de métaux.	23	Tourneurs.	16
Graveurs.	19	Horlogers.	13
Mécaniciens	19		

Ils sont soumis à l'influence nuisible des poussières métalliques qu'ils détachent avec leur lime ou leur burin, et ne bénéficient pas de l'arsenic qui ne se dégage des métaux qu'à une température de fusion ou dans les températures voisines.

Pour décéler l'arsenic dans l'air des ateliers il faudrait en faire passer plusieurs milliers de litres au travers d'un appareil composé d'un tube rempli de coton et une série de tubes à boules de Liebig remplis de la solution du sulfate de cuivre. Le coton retiendrait la poussière de l'acide arsénieux, le sulfate fixerait l'hydrogène arsénieux.

Je recherchai les traces de l'arsenic dans les poussières recueillies sur les murs des ateliers, au moyen de l'appareil de Marsch. Sur douze échantillons, cinq m'ont donné des traces plus ou moins sensibles, les sept autres ont fourni un résultat négatif. Dans le nombre de ces derniers était la poussière que j'ai recueillie dans une fabrique de fer galvanisé ; une autre provenant d'une vitriolerie, établissements qui dégagent incontestablement des quantités considérables d'hydrogène arsénieux. Un autre échantillon, ne contenant point d'arsenic, provenait d'une fabrique de vert de Schweinfurt. De nouvelles recherches sont indispensables, les miennes ne font qu'ouvrir la voie aux expérimentateurs.

J'aurais voulu, pour appuyer mes opinions sur l'action prophylactique des émanations arsenicales, apporter une statistique basée sur quelques dizaines de mille ouvriers des différentes industries où les émanations se produisent. Je me suis adressé aux confrères favorablement placés pour me renseigner : mes lettres n'ont pas eu l'honneur d'une réponse. On comprend facilement qu'un médecin d'un établissement industriel ne puisse pas fournir ces renseignements ; il ne tient pas de registres, il ne connaît pas le nombre d'ouvriers que la manufacture occupe, et, de plus, il y a bien des malades qui ne s'adressent jamais au médecin attitré, croyant, à tort ou à raison, qu'ils ne recevront pas des soins convenables d'un homme qui n'est pas directement intéressé à leur maladie.

Après avoir échoué, je me suis adressé directement aux propriétaires, administrateurs ou directeurs d'établissements industriels, en les priant de me donner le nombre d'ouvriers qu'ils ont occupés depuis un temps qui leur permette de se souvenir des conditions de leur santé. Sur ce nombre, je les priai de compter les hommes morts par suite d'affections pulmonaires, et ceux que cette cause a obligés de quitter leur établissement.

Des renseignements de cette nature, quoique ne donnant pas une exactitude rigoureuse, auraient permis de s'approcher de la vérité. Malheureusement, j'ai trop compté sur la bonne volonté des industriels. Sur cent quatre-vingt lettres envoyées, trente-sept seulement ont eu une réponse. Dans ce nombre, vingt et une étaient nulles.

Seize métallurgistes m'ont répondu d'une façon sincère et intelligente, mais aucun ne m'a donné de chiffres précis. Au lieu de statistique, je ne puis établir qu'une petite enquête qui cependant ne sera pas dépourvue d'intérêt.

MÉTALLURGIE DU FER

Le Directeur de la fonderie de Tourcoing (Nord) — que j'ai examiné, il y a deux ans, à l'occasion d'une broncho-pneumonie très suspecte et chez qui j'ai constaté, entre autres symptômes, des craquements secs dans les deux sommets, m'écrit:

Ma petite expérience ne me permet pas personnellement de vous donner des idées bien sûres sur le sujet dont vous me parlez, mais j'ai ici un chef d'atelier qui m'a assuré avoir vu rarement un ouvrier mourir de la phtisie et cependant il y a peu d'ouvriers qui abusent autant des boissons alcooliques et qui soient autant exposés aux refroidissements. Personnellement, vous savez que j'avais une tendance à devenir asthmatique. Depuis mon arrivée à Tourcoing, je n'ai plus ressenti de malaise, c'ést-à-dire de difficultés de respiration qui se renouvelaient assez fréquemment à Paris, etc. (Il dirigeait précédemment un atelier de constructions et était soumis aux poussières métalliques).

La Maison Robert, Fabrique d'outils, de Lyon — occupe 50 à 60 ouvriers à forger l'acier. Depuis quinze ans, un seul ouvrier a été traité et condamné comme phtisique. Cet homme, âgé de 25 ans, dans un moment de répit, demanda à reprendre son travail, à cause de sa faiblesse on le destina à diriger le pilon ; il reçoit par conséquent plus qu'aucun autre, les émanations du bloc d'acier incandescent. Depuis cinq ans qu'il est occupé à ce travail sa santé s'est rétablie, et c'est à peine s'il tousse quelquefois.

A. Bouillant, à Paris, Fonderie et ateliers de construction. — Les ouvriers de Paris sont fort peu stables et il est difficile de les suivre.

Je dois déclarer cependant qu'il n'est pas à ma connaissance d'avoir vu de mes ouvriers mourir de phtisie depuis 27 ans que je dirige ma maison.

Druart et Cie, à Revin (Ardennes). — Depuis vingt années que nous nous sommes montés comme fondeurs en fer nous avons toujours occupé régulièrement une cinquantaine d'ouvriers mouleurs et quelques manœuvres ; nous ne nous sommes jamais aperçus qu'aucun d'eux ait perdu la vie par suite de maladies de poitrine. D'ailleurs nous n'employons que du sable et de la fonte brute qui sont très agréables pour la santé, etc

N.   9

Édouard Plichon, Paris, Fonderie en fer. — J'ai l'honneur de vous informer que j'ai employé environ un millier d'hommes et que sur ce nombre peut-être 4 ou 5 ont été pris de la poitrine ; et je sais que 2 de ce nombre sont morts.

Juillard et Amstutz, à Meslières par Herimoncourt (Doubs). — Nous n'avons pas souvenir d'avoir perdu d'ouvriers par suite de la phtisie ; du reste, les matières que nous travaillons, fer et acier, ne sont pas malsaines et nos ateliers sont très élevés et bien aérés, etc.

Société anonyme de la Providence. Laminoirs, hauts-fourneaux, forges, fonderies, à Hautmont (Nord). — Nous occupons environ 1.600 à 1.800 ouvriers, nous pouvons vous dire qu'en général, nous n'avons presque jamais de phtisiques dans nos usines. Les deux que nous avons vu mourir, l'année passée, étaient déjà atteints avant d'entrer chez nous.

Société anonyme de Forges, Laminoirs et Aciéries de Seine-et-Rhône, à Joinville-le-Pont. — Le nombre des ouvriers employés dans l'usine de forges de Joinville est en moyenne de 150 et nous n'en connaissons qu'un seul qui soit mort de phtisie, etc.

Société anonyme de Forges de Franche-Comté, à Besançon (Doubs). — Le nombre d'ouvriers que nous employons ici en ce moment est de 40. Ce chiffre est porté à 60 par intervalle ; sur ce nombre nous n'avons point de poitrinaires.

J. Dubois et Cie, Fonderie, ateliers de construction, à Anzin (Nord). — Nous n'avons que 4 à 5 forgerons seulement qui sont chez nous depuis six ans et nous ne leur connaissons aucune affection de poitrine.

FONDERIE DE CUIVRE ET DE BRONZE

Boudou et Bouissou, Paris. — A notre connaissance, depuis trente ans nous n'avons vu aucun cas de phtisie dans nos ateliers. Les ouvriers qui sont décédés doivent leur mort à toute autre cause parmi lesquelles nous citerons la boisson et le manque d'hygiène… Il y a, soit dans nos ateliers actuellement, soit ailleurs, après avoir travaillé chez nous et cela depuis vingt-cinq ans, environ mille ouvriers ; aucun n'a jamais été affligé de maladie de poitrine.

Bies-Albert, Paris, Fabrique de soudure de cuivre. — J'ai occupé dans mes ateliers depuis plus de trente ans, environ cinquante ouvriers, j'en ai eu qui sont restés vingt-deux ans consécutifs à la maison. Je n'ai eu qu'un mort, il y a quatre ans, par suite de mauvaise nourriture et d'abus d'absinthe et de vin, etc.

A. Destombes, Paris. — J'ai l'honneur de vous informer que depuis quatre ans que je dirige ma fonderie aucun des quarante ouvriers que j'emploie n'est mort de la phtisie ou de toute autre maladie de poitrine.

Thiebaut frères, Bronze d'art et ornements, Paris. — Notre maison existe depuis près de cent ans et a toujours appartenu à notre famille, c'est vous dire que les renseignements que nous vous donnons sont le résultat d'une longue expérience, nous étant toujours occupés de l'hygiène de nos ateliers. — Nous avons encore consulté les contre-maîtres et les ouvriers intelligents dont l'opinion est sérieuse en pareille matière.
— Nous ne connaissons aucun cas de maladie de poitrine parmi les ouvriers fondeurs en cuivre et nous ne pouvons pas vous en citer d'exemple.

Berget et fils, Paris. — Nous souhaitons, Monsieur, que vous puissiez démontrer que notre industrie, qui est très saine, peut amener la guérison de la phtisie.

Nous sommes établi depuis le 1ᵉʳ décembre 1879 et nous comptons que nous avons occupé dans notre fonderie au moins six cents ouvriers. Jamais aucun ouvrier fondeur, mouleur, nettoyeur et ébarbeur n'a été malade de la poitrine; au contraire, tous se portent très bien, malgré leur détestable habitude des alcools qu'ils consomment sous toutes les formes et en trop grande quantité, etc. Approuvé par M. Bergès père, président de la Chambre des fondeurs en cuivre.

MÉTAUX DIVERS

Chaillet, à Lyon, Galvanisation du fer, fonderie de vieux métaux. — Vingt-cinq ouvriers sont employés à la galvanisation du fer dans les ateliers de Lyon, vingt-cinq à trente sont employés au même travail dans les ateliers de Toulon. Depuis six ans que la maison existe aucun cas de phtisie n'a été observé.

Harteau et Lasselle, à Lyon, Fabrique du plomb de chasse. — Sur dix ouvriers que la maison occupe depuis sa fondation, aucun cas de phtisie n'a été signalé.

Vᵉ Lemoine, Cuivrage et laitonnage, Paris. — Depuis 1856 je n'ai perdu aucun de mes ouvriers de la poitrine; ils ont travaillé pendant six, onze, quinze et vingt et un ans à la maison et se sont toujours bien portés.

Griset et Schmidt, Laiton tombac maillechort, Paris. — La maison existe depuis 1760, elle occupe en moyenne quarante ouvriers. Les cas de phtisie sont extrêmement rares parmi eux et je n'ai pas eu l'occasion d'en observer. Je ne comprends pas que les métaux en fusion puissent répandre dans l'air d'autres principes que des oxydes et des carbonates. Le cuivre peu volatil fournit peu de poussière.

Celles qui sont voisines du fourneau se composent de cendres d'oxyde de zinc et de cadmium.

Isidore Thomas, à Paris, Fabrique de couleurs et laines teintes. — Parmi les ouvriers que ma maison occupe depuis 1845 je n'ai observé la phtisie qu'une fois, chez un homme qui est entré chez moi en 1874, étant fortement phtisique, et son médecin ne lui donnait que peu de temps à vivre, cependant il a travaillé dans les couleurs arsenicales jusqu'à 1880, et il est mort l'année dernière. Je suis convaincu qu'il vivrait encore s'il n'avait pas abandonné les couleurs.

Je ne peux pas suspecter la sincérité des déclarations qui précèdent; d'après elles, la métallurgie du fer ne fournirait qu'une proportion infime de phtisiques, et la métallurgie du cuivre n'en fournirait point. Je ne m'attendais pas à cette conclusion, et je suis le premier à ne pas y croire. Avant que de longues, patientes et précises investigations ne jettent une lumière suffisante sur cette question qui promet de prendre une importance énorme, on ne peut conclure que sur des probabilités.

Tout d'abord, il faudrait rechercher le moyen de procurer aux tuberculeux commençants une atmosphère imprégnée d'une quantité infinitésimale, mais pouvant être dosée, d'hydrogène arsénieux. Ensuite on pourrait profiter des ressources que les industries métallurgiques nous offrent.

Les administrations hospitalières dépensent en pure perte des sommes immenses en traitement de phtisiques qui ne guérissent presque jamais dans les hôpitaux. Les tuberculeux riches ont leur station où ils peuvent espérer de recouvrer la santé. Pourquoi les tuberculeux pauvres ne pourraient-ils pas avoir, eux aussi, leur station métallurgique où ils pourraient gagner et la vie et la santé ?

Cette idée est peut-être trop hardie et prématurée ; néanmoins, je la donne à méditer aux médecins philantropes. Puisse-t-elle les engager à jeter un peu plus de lumière sur l'action prophylactique des émanations arsenicales.

Dès à présent il est permis de donner un conseil salutaire au tuberculeux pauvre obligé de changer de profession. Qu'il choisisse de préférence les occupations métallurgiques et surtout la profession peu fatigante et facile à apprendre de mouleur dans les fonderies de cuivre ou de bronze.

INDICATIONS BIBLIOGRAPHIQUES

Andral. — *Clinique médicale*, 3e édition, 1834, t. IV.

Louis. — *Recherches anatomiques, pathologiques et thérapeutiques sur la phtisie*, 2e édition, 1843.

Lebert. — *Traité des maladies scrofuleuses et tuberculeuses*, 1849.

— *Traité clinique et pratique de la phtisie pulmonaire*, Paris, 1879.

Gueneau de Mussy. — *Leçons sur les causes et le traitement de la tuberculisation pulmonaire*, 1860.

— *Clinique médicale*, Paris, 1874.

Empis. — *De la Granulie ou maladie granuleuse*, Paris, 1865.

Hérard et Cornil. — *De la phtisie pulmonaire, étude anatomo-pathologique et clinique*, Paris, 1867.

Bouchard. — Tuberculose et Phtisie pulmonaire, *Gazette Hebdomadaire*, 1868.

Trousseau. — *Phtisie pulmonaire, Clinique de l'Hôtel-Dieu*, 5e édition, 1877, t. I.

Peter. — *Leçons de Clinique médicale*, 2e édition, Paris, 1879, t. II.

— Du traitement hygiénique des tuberculeux, *Bulletin de Thérapeutique*, 1878.

Fonssagrives. — *Thérapeutique de la phtisie pulmonaire*, 1866.

Jaccoud. — *Clinique médicale de l'hôpital Lariboisière*, 1872.

— *Traité de Pathologique interne*, 1878.

— *Leçons sur la curabilité et le traitement de la Phtisie pulmonaire*, 1881.

GRANCHER. — Recherches sur la pneumonie caséeuse et la granulation tuberculeuse, *Compte rendu de la Société de Biol.*, juillet 1872.

— *De l'unité de la phtisie,* thèse de doctorat, Paris, 1873.

— Études sur le tubercule et la pneumonie caséeuse, *Archives de Physiologie*, 1871-1872.

— Tuberculose pulmonaire, *Archives de Physiologie*, 1878.

AMÉDÉE LATOUR. — *Du traitement préservatif et curatif de la phtisie pulmonaire*, 1840.

— Note sur le traitement de la phtisie pulmonaire, *Union médicale,* 1865.

MOUTARD-MARTIN. — Valeur de la médication arsenicale dans le traitement de la phtisie. Rapport de Hérard, *Bulletin de l'Académie de médecine*, 1868.

LESCALMEL. — *La Phtisie pulmonaire et la médication arsenico-phosphorée*, 1875.

JOANNY RENDU. — *Étude expérimentale et comparée sur l'arsenic et l'huile de foie de morue dans le traitement de la Phtisie pulmonaire*, Paris, 1878.

VICTOR HANOT. — Phtisie dans le *Nouveau Dictionnaire de médecine et de chirurgie pratique*, t. XXVII.

BEHIER. — *Traitement de la Phtisie pulmonaire.*

ISNARD. — *De l'arsenic dans la pathologie du système nerveux*, Paris, 1865.

CAHEN. — De l'acide arsénieux dans le traitement des congestions qui accompagnent certaines affections nerveuses, *Archives générales de médecine*, septembre 1863.

BUCHNER. — *Die ätiologiche therapie und prophylaxis der Lungentuberculose*, Münhen, 1883.

NIEMEYER. — *Traité de Pathologie interne*, 1869.

BOUDIN. — *Traité des fièvres intermittentes et contagieuses des contrées paludéennes suivi de recherches sur l'emploi thérapeutique des préparations arsenicales*, Paris, 1842.

ROGNETTA. — *Recueil du Médecin praticien*, t. XIV.

TABOURIN. — Arsenicophagie : *Journal de Médecine vétérinaire de Lyon*, 1854, p. 529 et 1855, p. 5.

— *Nouveau Traité de matière médicale thérapeutique et de pharmacie vétérinaire*, Paris, 1875.

TSCHUDY. — *Das Tierleben in der Alpenwelt.*

PAPENHEIM. — *Sanitats politzei.*

BENOISTON (de Châteauneuf). — De l'influence de certaines professions sur le développement de la Phtisie pulmonaire, *Annales d'Hygiène publique,* 1831, t. VI.

PATISSIER. — *Traité des maladies des artisans*, 1822.

LOMBARD (de Genève). — De l'influence des professions sur la phtisie pulmonaire, *Annales d'Hygiène publique*, 1834.

CHEVALIER. — Essai sur les maladies qui atteignent les ouvriers qui préparent le vert arsenical et les ouvriers en papiers peints qui emploient dans la préparation de ces papiers le vert de Schweinfurt, *Annales d'Hygiène publique*, 1re série, 1847, t. XXXVIII.

DE PIETRA SANTA. — Existe-t-il une affection propre aux ouvriers en papier peint qui manient le vert de Schweinfurt ? *Annales d'Hygiène publique*, 2e série, 1858, t. X.

VILLERMÉ. — Rapport sur un ouvrage intitulé : Recherches statistiques sur la ville de Paris. *Bulletin de la Société médicale d'émulation* 1822, p. 13.

TANNERET. — De l'extrait de feuilles de noyer et son alcaloïde juglandine, *Bulletin Thérapeutique*, 1876.

GOVAERTZ. — Des feuilles et de l'extrait de feuilles de noyer. *Union pharmaceutique*, Paris, 1879.

LUTON. — *Études Thérapeutiques*, Paris, 1882.

NEGRIER (d'Angers). — Mémoire sur le traitement des affections scrofuleuses par les préparations de feuilles de noyer, *Archives générales de Médecine*, 3e série, 1841, t. X, p. 399, t. XI, p. 41.

Moniteur Thérapeutique, août 1879. Sur les feuilles et l'extrait de feuille de noyer.

GÜBLER. — *Cours de Thérapeutique, professé à la Faculté de Médecine*, Paris, 1880.

BOUCHARDAT. — *Manuel de Matière Médicale*, Paris, 1873.

RABUTEAU. — *Éléments de Thérapeutique et Pharmacologie*, Paris, 1877.

NOTHNAGEL ET ROSBACH. — *Nouveaux éléments de Matière Médicale*, traduction du Dr ALQUIER, Paris, 1880.

TABLE

LYON. — IMPRIMERIE PITRAT AÎNÉ, RUE GENTIL, 4

LYON. — IMPRIMERIE PITRAT AÎNÉ, 4, RUE GENTIL